TU TERAPEUTA DE BOLSILLO

ANNIE ZIMMERMAN

TU TERAPEUTA DE BOLSILLO

Libérate de viejos patrones
y transforma tus relaciones

Traducción de Aina Girbau Canet

Autoconocimiento

DIANA

Obra editada en colaboración con Editorial Planeta – España

Título original: *Your Pocket Therapist*

Publicado por primera vez en Gran Bretaña en 2024 por Orion Spring, un sello editorial de The Orion Publishing Group Ltd. Una empresa de Hachette UK.

Composición: Realización Planeta

Bajo el sello editorial DIANA M.R.
Avenida Presidente Masarik núm. 111,
Piso 2, Polanco V Sección, Miguel Hidalgo
C.P. 11560, Ciudad de México
www.planetadelibros.com.mx

Primera edición impresa en España: septiembre de 2024
ISBN: 978-84-1119-175-3

Primera edición en formato epub: noviembre de 2024
ISBN: 978-607-39-2147-3

Primera edición impresa en México: noviembre de 2024
ISBN: 978-607-39-2268-5

Impreso en los talleres de Corporación en Servicios
Integrales de Asesoría Profesional, S.A. de C.V.
Calle E # 6, Parque Industrial
Puebla 2000, C.P. 72225, Puebla, Pue.
Impreso y hecho en México / *Printed in Mexico*

ÍNDICE

Primera sección: Soltería

Segunda sección: Encontrar una relación

Tercera sección: En una relación

Cuarta sección: Fuera de la relación

PREFACIO

Todos los casos de pacientes son ficción.

No existe ningún término perfecto para designar a quien acude a terapia. Para mí, la palabra *cliente* es transaccional e impersonal. Por eso prefiero utilizar *paciente*, ya que implica un deber de cuidado y una sensación de ser atendido, lo cual me parece importante. Por lo tanto, para simplificar utilizaré el término *paciente*.

INTRODUCCIÓN

Estoy sentada en un sillón en una sala con luz cálida, observando un rostro sabio con ojos inquisitivos al otro lado. Todo está a punto de cambiar. Me remuevo en mi asiento, nerviosa como si estuviera en una primera cita, pero no el tipo de cita en la que enviaría mensajes a mis amigas a escondidas mientras la otra persona se fue al baño. En realidad, nadie sabe que estoy aquí. Hay una especie de pudor a la hora de contárselo a la gente, como si fueran a pensar que estoy loca o desquiciada por estar aquí.

No estoy aquí por haber tenido una crisis mental. En realidad, estoy bastante segura de que mi salud mental está bien. Si soy sincera, no tengo muy claro por qué estoy aquí. Lo único que sé es que estoy sufriendo y no sé qué más probar. No puedo dejar de comer. No importa la dieta que pruebe, el nuevo tipo de ejercicio que practique o el grupo de alimentos que deje de comer, me atiborro hasta que me duele el estómago cada día. Como con frenesí hasta que me encuentro mal, comatosa en el sillón, apenas presente. Me siento perezosa, fea y miserable. Sinceramente, no creo que la terapia me ayude en nada. Pero estoy desesperada.

Lo he probado todo. Busqué en Google, descargué una aplicación de mindfulness, empecé a practicar yoga, pensé en positivo, escribí un diario de gratitud, intenté distraerme por todos los medios, hablé exclusivamente de comida, dejé de hablar de comida por completo. Renuncié al azúcar, escribí notas de advertencia para mí misma, no dejé que entrara chocolate en casa, dejé de salir a comer con mis amigas, conté hasta diez, conté hasta cien, establecí tres comidas al día, cinco comidas al día, ninguna comida. Algunas cosas me ayudaron un poco, pero el problema siempre vuelve.

No tengo ni idea de por qué me está costando tanto; solo sé que no puedo parar.

Miro a la mujer que me escuchó divagar sobre mí misma durante una hora y le pregunto:

—A ver, ¿pero qué rayos me pasa?

—Parece que estás sufriendo mucho —afirma—. Intentemos trabajarlo juntas.

Quedamos en vernos una vez por semana, y me voy escéptica, sin tener claro si esto me ayudará. Sin embargo, por primera vez en mucho tiempo, veo un pequeño rayo de esperanza; quizá las cosas puedan mejorar.

Si saltamos a unos meses más tarde, nos encontramos con que me cuesta hablar. Tengo los ojos llorosos. Mi cuerpo me grita para que no la deje verme llorar, pero respiro a través del dolor y dejo caer una lágrima. Levanto la mirada para comprobar que no está molesta; asiente con la cabeza de modo alentador. Estoy hablando de algo de mi pasado que no le había contado nunca a nadie. Tenía siete años y me estaban gritando por algo que yo no acababa de entender. A continuación, me fui a la alacena de la cocina para sentirme mejor.

Aquella era la primera vez que aprendía a utilizar la comida para consolarme.

Hablamos durante meses de todo menos de comida. Resulta que los motivos por los que empecé la terapia no tienen nada que ver con las cosas de las que acabo hablando. Hablo de mis padres, de mi hermana, de mis novios, de las chicas mezquinas del instituto. Hablo de mis deseos, de lo que me da miedo, de cómo me siento yo conmigo. Y, sin embargo, sin hablar ni una sola vez de comida, el problema va cambiando. Ya no solo hablo, sino que también lloro, me enojo, siento celos, vergüenza y humillación, me siento sola y profundamente triste. Antes de aquel momento hubiera dicho que estaba bien y que, en general, era una persona feliz. Ahora me doy cuenta de que estoy llena de sentimientos.

Luego me voy y me invade la familiar necesidad de comer. En la alacena de la cocina, agarro mis galletas de chocolate preferidas y luego me detengo. «Intenta darte cuenta de lo que pasa en tu cuerpo», oigo la voz de mi terapeuta. Siento una punzada de tristeza. La percibo un momento y noto que voy a llorar. Parpadeo y se me escapa una lágrima, y luego otra.

El cuerpo me lleva a la cama y me pongo a llorar desconsolada. Me hace sentir bien, como una liberación purificadora. Unos minutos más tarde se me secan las lágrimas y me siento vulnerable, pero un poco mejor. No he comido. Las galletas siguen en la alacena, no las toqué. Una sonrisa me ilumina el rostro. No me pasa nada. Simplemente estoy muy triste y enojada, y comer me contiene todo ese dolor. Acostada en la cama, noto como me inunda la euforia. Pensé que mi problema tenía que ver con la comida, pero me doy cuenta de que, al comer, intentaba sentirme mejor. Lo único que me pasaba era que aún desconocía lo que me pasaba emocionalmente, debajo de la superficie.

Fue en ese momento cuando comprendí que la mayoría de nosotros no tenemos ni idea de por qué lo estamos pasando mal. La mayoría de nuestros problemas psicológicos son un intento de lidiar con el dolor. Los problemas crean un nuevo tipo de dificultad en nuestra vida, pero la raíz inicial del problema puede que no tenga ninguna relación con el problema en sí.

Esto no marcó el final de mis atracones, pero fue el inicio del fin. Y, unos años más tarde, después de mucho trabajo, puedo decir con orgullo que es un problema que rara vez asoma su fea cabeza. Ahora, cuando me pasa, entiendo que es una señal de algún problema más profundo. En esos momentos me permito examinar bajo la superficie, con la misma compasión que me enseñó mi terapeuta, y vuelve a desaparecer.

Esta revelación trascendental me motivó a convertirme en psicoterapeuta. Todas las mujeres en mi familia son terapeutas. Todas sin excepción. Mi madre es terapeuta, mi hermana es terapeuta, mis cuatro tías son terapeutas. Mi abuela fue una de las primeras mujeres en estudiar psicología en la universidad en el Reino Unido. Creo que puede decirse que fui criada en una secta terapéutica.

Así que no es de extrañar que acabara obteniendo un doctorado en psicología y me formara para ser psicoterapeuta. Lo llevo en la sangre.

Aunque, en ocasiones, esto ha resultado ser extremadamente fastidioso y hace que las reuniones familiares sean muy molestas, también me ha hecho sentir amor y consideración hacia la condición humana, y me ha dado unas bases sólidas para entender la salud mental y cómo funciona la terapia. Aun así, solo yendo a terapia y convirtiéndome en terapeuta llegué a entender esta cuestión básica: la mayoría de nosotros no tenemos ni idea de cuál es nuestro problema real.

En la cultura occidental moderna tendemos a creer que nuestra mente consciente está al mando. Pero en realidad es el subconsciente el que lleva las riendas. Es el que determina cómo reaccionamos, por qué sentimos ansiedad, por qué procrastinamos, por qué preferimos a parejas que nos tratan mal, por qué nos asusta que las chicas lleven la delantera a la hora de ligar, por qué estamos motivados en el trabajo, por qué no podemos dormir, por qué apoyamos a nuestras amistades, por qué nos damos atracones de comida a pesar de estar llenos, por qué pensamos que todo el mundo nos odia; por qué pensamos, sentimos o hacemos lo que sea.

Sigmund Freud describía la mente como un iceberg: la mente consciente es el 10 por ciento que vemos, pero debajo está el 90 por ciento del iceberg, que es nuestro inconsciente. Y sí, Freud era un poco conflictivo, estaba obsesionado con el sexo y solía llevarse a sus pacientes de vacaciones (raro, ¿verdad?), pero algunas de sus ideas eran bastante brillantes, y siguen siendo vigentes en la actualidad.

Somos muchos los que vamos por ahí con esos grandes problemas que no podemos resolver porque no tenemos ni idea de dónde salen. En mi consultorio veo a muchas personas que están en apuros. Saben que las cosas no les están yendo todo lo bien que quisieran, saben que se están enfrentando a ciertos problemas y saben que quieren que las cosas cambien. Lo que no entienden es el porqué, o qué hacer al respecto.

Lo que les digo a mis pacientes y lo que es fundamental que entiendas es que no puedes cambiar a menos que llegues a la raíz de tus problemas. A menudo, aquello que pensamos que es el problema no es el problema en sí. La comida era un mecanismo de afrontamiento que había aprendido para sentirme mejor. Me anestesiaba de emociones más profundas de las que no era ni consciente. La comida, de una forma ilógica, era una solución. Para otras personas puede que la solución sean cosas distintas: relaciones, sustancias, trabajo, autocrítica, ansiedad, depresión.

Tus problemas son indicadores de que algo pasa bajo la superficie. Son la punta del iceberg.

Las herramientas que la gente aprende en terapia, y que tú aprenderás en este libro, te ayudarán a echar un vistazo a tu interior para ver lo que sucede debajo de la superficie. No hay nada que me dé más placer que ver a alguno de mis pacientes experimentando un momento de revelación, en el que se dan cuenta de algo que no habían comprendido antes (o una «terapifanía», como me gusta llamarlo). Algunas veces, estos momentos «¡ajá!» son un alivio, a menudo son dolorosos, pero siempre son necesarios para dar lugar a una transformación profunda.

Ansiosa por trasladar fuera de mi consultorio los trascendentales conocimientos que aprende la gente en terapia, me propuse sintetizar conceptos psicológicos complejos en publicaciones sencillas y digeribles en las redes sociales. En cuestión de meses, mi pequeño grupo de seguidores pasó a ser de cientos de miles de personas.

No podía creer lo mucho que mis publicaciones resonaban en la gente.

Lo que esto me demuestra es que las personas tienen ganas de conocerse a fondo y entenderse realmente. Hay un movimiento creciente, especialmente entre los jóvenes, para establecer una conexión más profunda con nuestra salud mental, y existe una revolución silenciosa que nos está alejando de la simplificación excesiva y nos acerca a la búsqueda del autoconocimiento. La gente quiere respuestas.

Este libro aportará ese ansiado conocimiento en profundidad, respondiendo preguntas sobre conceptos que la gente desea desgranar, resumiendo las bases de nuestra psicología y nuestras relaciones.

Las personas van a terapia por todo tipo de motivos, pero lo que todas tienen en común es que quieren que algo cambie en su vida. Puede que haya cientos de problemas distintos que la gente quiera abordar, pero, en esencia, las personas se sienten estancadas y quieren que sus vidas mejoren.

En parte, lo que nos hace quedarnos atascados es que nos planteamos las preguntas equivocadas, preguntas que evitan que avancemos. Una de las cosas que te enseñan en la carrera es que no hay ninguna pastilla mágica o respuesta sencilla que pueda borrar los problemas de alguien. Créeme, si tuviera una varita mágica, la utilizaría. Lo que puedo hacer es ayudar a la gente a plantearse preguntas distintas, que vayan más allá de la punta del iceberg. Y esas son las preguntas que te formularé en este libro.

Esto no sustituye la terapia, pero te armará de herramientas para aumentar tu autoconocimiento, para que puedas observarte y aprender cosas de ti. Cuando entiendes tus reacciones y comportamientos, te das una oportunidad y te empoderas para tomar decisiones.

Este es el libro que desearía que todo el mundo leyera antes de empezar terapia o cualquier proceso de sanación. Es el libro que desearía haber tenido antes de empezar. Cada capítulo responderá las preguntas que me plantean más a menudo mis pacientes y los usuarios en las redes. Está lleno de consejos, historias, ejercicios y aprendizajes en piezas razonables y digeribles que ayudarán a explicar la compleja teoría sobre las relaciones (que de otra forma es imposible de entender), sobre cómo conocerte más, cómo sentirte mejor y cómo mejorar tu vida.

Porque, aunque la terapia puede ser enormemente transformadora, nosotros somos los verdaderos maestros de nuestra mente. Y cuanto más poder nos concedemos mediante el conocimiento, más probable será que alcancemos nuestra sanación.

Hay cinco pasos clave en mi proceso para entender tus emociones y superar el sufrimiento:

1. **Despierta la curiosidad.** Identifica cuál es el problema que está apuntando a un tema más profundo, y empieza a pensar qué podría ser. ¿Cuándo empezó a aparecer ese problema? ¿Qué papel puede que esté desempeñando? Piensa en cómo se manifiesta en tus relaciones y en cualquier patrón que hayas observado que brote una y otra vez.
2. **Entiende.** Profundiza en tus experiencias pasadas, siendo cada vez más consciente de cuál puede ser la raíz del problema y por qué está ahí.
3. **Siente.** Experimenta las emociones que están reprimidas. Somos muy hábiles evitando cosas que no queremos afrontar, incluso sin darnos cuenta de ello.
4. **Actúa.** Transforma esta nueva consciencia en hechos y toma decisiones distintas.
5. **Repite.** Cuando veas que estos patrones reaparecen, repite estos pasos, y luego observa cuándo vuelven a surgir inevitablemente (y otra vez, y otra, y otra).

Puede que esto te parezca sencillo, y en realidad lo es; sin embargo, se necesita repetición y práctica porque nuestro dolor inconsciente no siempre quiere que lo sintamos de buenas a primeras. No quiero hacerte creer que esto es un proceso claro de cinco pasos, pues la terapia puede ser de todo menos clara. El proceso de sanación no es lineal. Puede que pases de despertar tu curiosidad a sentir, y después a negar que haya algún problema, y luego a saltar a la acción y volver a sentir con intensidad; puede que entonces tengas que parar un tiempo y luego volver a ello cuando te sientas con más fuerzas. No existe ninguna manera «correcta» de hacerlo; el proceso será distinto para todo el mundo, pero estos son los cinco aspectos fundamentales en torno a los cuales me parece útil anclar el proceso. Así que no te asustes si la experiencia es confusa. Si alguna vez se te cruza por la cabeza el pensamiento de «¿lo estoy haciendo bien?», por favor recuerda que no hay manera de hacerlo bien o mal. La confusión significa que eres una persona humana, como el resto de los mortales.

Voy a repasar algunos de los principales indicadores que generan sufrimiento. Nos centraremos tanto en el yo (por ejemplo, depresión, ansiedad, pensamientos obsesivos, adicciones, autocrítica) como en las relaciones (por ejemplo, la proyección; por qué no puedes superar a tu ex; cómo dejar de apartar a los demás; la soledad; la ruptura con las amistades; las conversaciones difíciles). Y por el camino exploraremos cómo poner todo este autoconocimiento en práctica. Te brindaré herramientas para que puedas empezar a entender por qué lo estás pasando mal y cómo puedes reducir el sufrimiento.

UN APUNTE ANTES DE EMPEZAR

En mi consultorio solo hay una regla de oro: mis pacientes deben decir todo lo que se les pase por la cabeza. Si tienen un pensamiento raro, incómodo o aparentemente fortuito, los animo encarecidamente a que lo verbalicen. Y lo mismo te digo a ti mientras lees este libro. Cualquier pensamiento, sentimiento o recuerdo que te venga, por muy vergonzoso o estúpido que parezca, aunque surja de la nada, quiero que le permitas estar aquí, que lo acojas y que te despierte la curiosidad. Incluso puedes ponerlo por escrito.

Estos sentimientos fortuitos llegan a menudo del inconsciente. Son mecanismos de comunicación de una parte de ti de la que seguramente no eres consciente. Si empiezas a prestarles atención, serás más consciente de estas partes de ti que se han estado escondiendo, pero que seguramente han tenido un impacto mucho mayor en tu vida de lo que crees.

Desde luego, si lo que sientes te abruma, es importante notarlo, despertar la curiosidad, pero también darte un respiro si lo necesitas. Si sientes que saltas con facilidad, esto podría ser una señal de que hay algo concreto que te está costando gestionar y con lo que puede que necesites ayuda profesional.

Cuando alguien acude a mi consultorio, no sé de inmediato cuál es la raíz de su sufrimiento. La persona me cuenta que a menudo se siente apagada, que dejó de tener relaciones sexuales con su pareja y que tiene dolores de cabeza esporádicos, por lo que está convencida de que tiene un tumor cerebral. Aquí es donde ser psicoterapeuta es un poco como ser detective. Reúno las piezas del rompecabezas y empiezo a construir mis propias teorías, basándome en cosas que he aprendido acerca de por qué alguien puede haber desarrollado los mecanismos de afrontamiento que me comenta, aunque, en realidad, yo no sé lo que le pasa a esa persona por dentro. El proceso de descubrirlo es una aventura que emprendemos de la mano.

De la misma manera que, al principio, mi terapeuta no sabía exactamente por qué me daba atracones de comida y tuvimos que descubrirlo juntas, yo también voy a ciegas cuando llega un nuevo paciente. Así que empiezo planteándole preguntas sobre su vida, su infancia y su proceso de maduración.

A lo largo de este libro quiero que hagas de detective en tu propia vida. Despierta la curiosidad. ¿De dónde pueden haber salido ciertas creencias? ¿Qué patrones observas? ¿Hay algo que parezca que se repita en diferentes momentos de tu vida?

No puedes sanar si no eres consciente de tu herida

A menudo, la gente me pregunta: «¿Cómo puedo sanar?». Mi respuesta es siempre la misma: «Conociéndote a ti mismo». Tomar consciencia es el primer paso hacia el cambio. Hasta que no sepamos con qué estamos lidiando, no sabremos cómo echarnos un cable. En cuanto seamos conscientes del *qué* y del *por qué,* podremos asumir la responsabilidad, cambiar patrones antiguos y empezar a hacer cambios intencionales. Sin el autoconocimiento, cambiar es una lucha.

Recuerda que los comportamientos, los patrones y los hábitos tienen una función, así que los habrás desarrollado por algún motivo o como resultado de cosas inconscientes que has reprimido, normalmente de tu infancia. Más allá de esos indicadores hay una oportunidad de adquirir un conocimiento más profundo. Ahora tienes que seguir esas señales e intentar entender exactamente lo que pasa bajo la superficie.

Voy a proporcionar extensos ejemplos de personas que sufren cada cuestión que describo en el libro, cuál puede ser el origen del problema para ellas y algunos consejos y herramientas sobre qué hacer al respecto. Esto será único para cada persona: aunque el problema pueda ser parecido, la raíz puede ser muy diferente.

Puede que alguien sufra ansiedad social porque su padre murió cuando era pequeño y su mente infantil divaga irracionalmente planteándose si fue por algo que hizo de pequeño, si se murió porque se portó mal. Otra persona puede que tuviera una madre crítica que hizo que tuviera miedo de que los demás lo juzguen; otro puede que tuviera que cuidar de sus hermanos pequeños a pesar de ser aún un niño y ahora siente que la gente siempre quiere algo de él.

Yo no estoy aquí para decirte cuáles son los motivos por los que estás sufriendo; eso solo puedes saberlo tú. En vez de eso, te daré las herramientas necesarias para empezar a ser más consciente de tus problemas y algunas vías para abordarlos. Estaré contigo a cada paso. Empecemos con un ejercicio que te preparará para emprender el camino.

Ejercicio

Quiero que saques tus dotes de detective. A medida que vayas leyendo cada sección, presta atención a cómo te sientes. ¿Se te remueve algo por el cuerpo? ¿Notas golpetazos de ansiedad en el pecho o punzadas de tristeza en los ojos? Si te pasa, deja a un lado el libro y observa la sensación. Dale espacio. Fíjate en lo que pasa. A medida que lees, concéntrate en cómo te sientes: aquí radica la sanación.

Anota cualquier pensamiento, recuerdo, sentimiento o sensación rara en el cuerpo, aunque sea fortuita. Todo esto son comunicaciones inconscientes que pueden darnos pistas de lo que nos pasa.

Concédete unos minutos para reflexionar acerca de cualquier cosa que ya hayas observado. ¿Surgen más asociaciones? ¿Están conectadas con cualquiera de los problemas que estás teniendo? ¿Alguna explicación nueva o alguna revelación?

Si no percibes nada, no te preocupes. Mantén la mente abierta a medida que atravesemos cada sección del libro y fíjate en qué ocasiones se te despierta la curiosidad. Indaga lo que puede que esté pasando bajo la superficie de tus problemas.

En cuanto empieces a hacer de detective, es importante que sepas que entenderte no gira en torno a tener una consciencia intelectual de lo que está mal. Puede que entiendas bien que el motivo por el que odias la confrontación es porque, por ejemplo, tu madre solía ser controladora y agresiva, lo cual te asustaba. Aunque esto es una información importante, no cambiará los hechos. Si fuera así de fácil, lo curarías todo leyendo un libro acerca del desarrollo infantil, y la terapia solo duraría una sesión. Te sentarías en la silla, el terapeuta te diría que todo es culpa de tu madre (cosa que a veces hacemos), te explicaría que las dificultades que estás teniendo son maneras de lidiar con las cosas que aprendiste en la infancia y te irías sin ningún problema a tu espalda. Y tu cuenta bancaria casi ni lo notaría.

Desgraciadamente, no funciona así, porque lo que tenemos que entender de verdad son los sentimientos que mantuvimos apartados. En vez de limitarte a «saber» que la mezquindad de tu madre hizo que tengas miedo a los conflictos, poco a poco tienes que conectar emocionalmente con la manera como te sentías en ese momento, con el miedo que te daba, con cómo te sentías cuando querías dar tu opinión. Para poder llegar a un cambio, tienes que soltar lo que quedó reprimido, volviendo a cómo te sentías en tu infancia.

Entenderte no consiste tanto en «saber» el porqué, sino en «sentir» el porqué.

Sé que esto puede parecer aterrador. Para mí también lo fue. Sumergirte en el pasado y permitirte ponerte triste, enojarte o tener miedo puede que sea lo último que te apetezca hacer. Puede que te genere un terror espantoso. Recuerdo que cuando empecé la terapia intentaba evadir las partes difíciles, hablaba de cosas totalmente irrelevantes o cambiaba de tema cuando sentía que se me removía alguna emoción o algún recuerdo doloroso. Si soy sincera, diría que aún lo hago a veces, aunque sé perfectamente que no me ayudará. El inconsciente hará lo que sea para evitar que te sientas vulnerable si cree que eso te hará sentir amenazado. Y es totalmente normal.

Puede que alguna vez leas algo y te moleste, o pienses que estoy diciendo bobadas. Haz que esto también te despierte la curiosidad. Esto pasa a menudo en terapia. Cuando un comentario toca una fibra sensible, normalmente mete el dedo en la llaga de algo que tu inconsciente quiere negar o evitar. Si puedes percibirlo en vez de reaccionar, este puede ser un momento de revelación que te ayudará a entenderte mejor.

Tómate el tiempo que necesites para hacerlo. Si llevas toda la vida creyendo que no es seguro sentir determinadas cosas y de repente llega un terapeuta y te pregunta repetidamente cómo te sientes, no dirás de golpe: «Ningún problema, voy a compartir mi lado más oscuro, todo aquello que en el pasado pensé que haría que mis padres dejaran de quererme y que al final acabará en muerte». No. Por mucho que quieras estar mejor y por mucho que quieras que esa persona sepa exactamente cómo te sientes, tu inconsciente va a resistirse.

Por eso el proceso de la terapia puede ser largo, porque tenemos que enseñar con delicadeza a esa parte asustada de ti que en realidad estará a salvo si experimenta esos sentimientos. Y el hecho de que el proceso sea lo largo que es consterna nuestra cultura de soluciones temporales, pastillas mágicas y satisfacción inmediata.

Así que a medida que vayas leyendo, céntrate en lo que sientes. Y recuerda, estamos intentando sentir nuestros sentimientos, no pensar nuestros sentimientos.

PRIMERA PARTE

Yo

ENTENDERTE A TI

La mayoría de las personas solo queremos ser felices. Alva, por encima de todo, quiere ser feliz. Se ha pasado toda la vida persiguiendo la felicidad, pero por algún motivo no la encuentra. No sabe decir por qué, no hay nada en su vida que sea tan malo, pero los días pasan y ella va como alma en pena. Está constantemente enganchada al celular, jugando a *Candy Crush* siempre que puede. En las reuniones familiares desconecta y se come la cabeza pensando que está fracasando en la vida, que nada le sale bien y que nada tiene sentido. A veces se siente feliz (bailando con amigas, riéndose de videos tontos, acariciando a su gato), pero el alma en pena siempre vuelve.

Se despierta una vez más con pesadez en las extremidades. Incluso antes de abrir los ojos busca el celular para prepararse para otro día de insatisfacción. Sus pulgares abren *Candy Crush,* un acto tan reflejo como respirar. Mira el reloj. Ha pasado una hora; llega tarde al trabajo y pierde el entrenamiento que, el día anterior, en un brote optimista, se prometió que haría. Con un gemido de frustración, Alva lanza el teléfono al otro lado de la habitación. «Ya basta, algo tiene que cambiar».

Hoy es el día en el que va a resolver este problema: hará todo cuanto sea posible para ser feliz.

Invierte grandes cantidades en la industria de la felicidad. Se compra un nuevo vestuario, y se plantea si esto es lo que la hará feliz. Pero no. Elimina *Candy Crush* del celular y se pone límites en las aplicaciones. Le funciona unos días, pero siempre vuelve a engancharse. Empieza una nueva dinámica de salud, intentando comer bien y saliendo a correr. Le da una sensación de superioridad, pero en realidad no la hace feliz. Deja su trabajo de oficina y se va de viaje; pasa un año en India, México, Bali. Empieza a practicar yoga y se siente un poco mejor, pero la pena aún la persigue.

Quizá necesita más sentido en la vida, algún propósito. Cambia el rumbo de su trayectoria profesional, se vuelve a formar para ser profesora, con la esperanza de que trabajar con niños y niñas le dará satisfacción. Efectivamente, pero sigue teniendo esa exasperante sensación de tristeza profunda. Posiblemente lo que necesita sea una relación, alguien a quien querer y que la abrace. Conoce a Jamal. Es perfecto: divertido, sexi, ambicioso y atento. Le funciona durante unos meses. Está entusiasmada y emocionada, le parece que todo brilla un poco más. Cuando está con él, ni siquiera piensa en el celular. Quizá esta era la solución. Tal vez esa sensación extraña de desconexión haya desaparecido para siempre.

En cuanto la fase de luna de miel se calma y la oxitocina (la «hormona del amor») baja las revoluciones, vuelve la misma pesadilla. Empieza a desconectar de nuevo en el trabajo. Salir con sus amigas se le hace una montaña. Se da cuenta de que esboza una sonrisa falsa y dice que está bien a menudo cuando en realidad, por dentro, las cosas son distintas. Su hábito de jugar a *Candy Crush* vuelve a aparecer; juega en el autobús, tan pronto como se despierta, justo antes de acostarse. Incluso empieza a jugar cuando sale con Jamal, haciendo que se sientan desconectados y solos. Una vez más, el mundo perdió su color y Alva no sabe por qué.

¿Por qué no puede ser feliz? No será porque no lo esté intentando.

El problema es que Alva no se está acercando ni de lejos al *quid* de la cuestión. Todos sus intentos de solucionar el problema apenas tocan la punta del iceberg. A ver, no me malinterpretes: el trabajo, las relaciones y el estilo de vida tienen un enorme impacto en tu salud mental, pero no profundizan en por qué tú y Alva están pasando por un momento complicado.

Desesperada porque quiere que las cosas cambien, Alva viene a verme. En nuestra primera sesión me doy cuenta al momento del miedo que tiene a abrirse. La ansiedad que irradia se puede palpar. Sonríe, pero no se ve feliz. Parece distraída y distante, interrumpe el final de sus frases como si no estuviera acostumbrada a hablar de sí misma. Me recuerda a mí cuando empecé a ir a terapia. Paralizada, asustada y desconectada de sí misma. «¿Qué hago? —me pregunta—. Dime qué puedo hacer».

La gente suele venir a terapia porque quiere respuestas, pero a menudo yo empiezo planteándoles aún más preguntas (sí, los terapeutas somos así de molestos; ya lo irás viendo a medida que avancemos). Yo no tengo las respuestas. Ojalá pudiera darle a la gente la pastilla mágica que quiere; eso haría mi trabajo muchísimo más fácil, pero lamentablemente no existe nada parecido. Todas las respuestas están dentro de Alva, pero están fuera de su consciencia en estos momentos, en la parte inferior del iceberg. Mi trabajo es ayudarla a sentirse lo suficientemente segura para llegar a esas respuestas.

Así que juntas empezamos el proceso de excavación.

Lo primero que hago es preguntarle por su infancia (un cliché, ya lo sé).

¿Por qué los terapeutas están obsesionados con tu infancia?

La mayor parte del desarrollo cerebral ocurre entre el nacimiento y los tres años de edad, y el cerebro creció casi por completo cuando cumplimos cinco años. Esto significa que todo lo que nos pasa durante este periodo de tiempo tiene enormes consecuencias en quienes llegamos a ser. Piensa en cómo aprendemos un idioma: los bebés pueden adquirir un nuevo idioma fácilmente y lo dominan durante el resto de su vida, mientras que si intentas aprender un idioma nuevo después de los doce años, es bastante difícil para la mayoría de nosotros.

Cuando aprendemos a hablar, también aprendemos un lenguaje de emociones. La mayor parte de lo que sabemos de nosotros, de nuestras relaciones y del mundo viene de esos primeros años.

Lamentablemente, evolucionamos para sobrevivir, no para ser felices. A tu cerebro no le importa que tu adicción a las redes sociales te esté convirtiendo en un zombi o que tu incapacidad para motivarte te impida hacer bien tu trabajo. Tu cerebro solo quiere protegerte de las cosas que considera que pueden ser perjudiciales.

¿Y cuándo aprendemos lo que es perjudicial para nuestra supervivencia? Durante la infancia.

Como persona adulta puede que seas capaz de alimentarte y cuidarte, pero, desde luego, eso no era posible cuando eras pequeño. En comparación con cualquier otra especie, eso nos sucede sobre todo a los humanos, porque de bebés estamos indefensos. Nos pasamos los dos primeros años de nuestras vidas dependiendo completamente de los demás para sobrevivir, necesitamos que nos alimenten, que nos sujeten y que eviten que nos caigamos de la mesa.

Para que un bebé siga vivo, necesita mantener la conexión con sus progenitores. Necesita que le quieran.

Así que de bebés estamos extremadamente en sintonía con aquello que fortalece o debilita nuestras relaciones. Cuando un progenitor está ausente, nos grita o está muy estresado, esto nos manda señales de miedo al cerebro. Esta sensación de miedo nos dice que algo anda mal, y como bebés, intentamos hacer todo lo posible para arreglarlo y hacer que nuestros padres estén felices. Necesitamos que nos mantengan con vida, y para ello necesitamos que nos quieran. Cualquier cosa que percibamos que hará que nos quieran más se intensifica, y cualquier cosa que creamos que hará que dejen de querernos se quedará reprimida.

Aunque tus padres tuvieran cultura emocional y no fueran críticos, aprendiste implícitamente lo que era socialmente aceptable por ósmosis de tu entorno. Los hombres no debían llorar; las mujeres no debían ser asertivas; debíamos tener seguridad en nosotros mismos sin ser orgullosos; ser felices, pero no arrogantes. Está en nuestra constitución cultural y variará dependiendo de la cultura, la raza, la clase y el país del que provengas. Existe una lista infinita de mensajes que recibimos de la sociedad sobre quién deberíamos ser, cómo deberíamos actuar o qué deberíamos pensar. Fijémonos tan solo en los mensajes que recibimos acerca de nuestros sentimientos: «Piensa en positivo»; «no estés triste»; «sé un hombre»; «dedícate a ello»; «al mal tiempo, buena cara»; «no me seas un débil»; «los niños mayores no lloran»; «haz de tripas corazón y aguanta». Así que no solo es tu familia inmediata la que te moldea, sino que también es la sociedad, tu cultura, la sexualidad, la raza, la clase, la religión, la neurodivergencia, y la lista sigue. A medida que crecemos, todas estas experiencias de vida en este mundo dan forma a cómo aprendemos a relacionarnos con la gente y con nosotros mismos.

Cualquier sentimiento, comportamiento o identidad que haya desencadenado respuestas negativas se reprime en el inconsciente, donde ni siquiera somos realmente conscientes de que los tenemos.

Por eso las cosas malas que te pasan en la infancia tienen un efecto tan significativo en ti en la edad adulta. Las experiencias adversas en la infancia (EAI) son el principal factor que predice una mala salud mental y física, desde la ansiedad hasta las cardiopatías. Cuanto más difícil haya sido nuestra infancia, más sufriremos.

Experiencias adversas en la infancia

El estudio sobre experiencias adversas en la infancia (EAI)[1] descubrió que los pacientes que habían experimentado cuatro o más tipos de acontecimientos adversos durante su infancia tenían mayores índices de cardiopatías isquémicas, cáncer, ataque cerebral, bronquitis crónica, enfisema, diabetes y hepatitis. Numerosas investigaciones han demostrado que las EAI también aumentan el riesgo de padecer problemas de salud mental, y en uno de cada tres casos, estos se asocian a las EAI. Los resultados son tan rotundos que se ha demostrado que el maltrato infantil es el problema de salud más costoso en Estados Unidos, y que resolver el maltrato infantil mejoraría en más del 50% el índice de depresión, en un 60% el de alcoholismo y en un 75% el de suicidio, drogadicción grave y violencia doméstica.[2]

¡Pero si mi infancia fue genial!

Puede que lo fuera, pero aun así tuvo un impacto en ti. A ver, dejemos las cosas claras. A todos nos defraudaron nuestros padres de manera más o menos significativa, y esto, en mayor o menor medida, nos perjudicó. Incluso quienes tuvieron unos progenitores de lo más afectuosos, cariñosos y equilibrados habrán experimentado algunos momentos negativos que seguramente aún les afecten.

A continuación, encontrarás algunas experiencias que no se consideran traumáticas pero que afectan a una criatura:

- El nacimiento de un hermano pequeño y perder la atención exclusiva de tus padres.
- Que tu madre trabaje mucho.
- Que tu padre no hable mucho de sus sentimientos.
- Que se rían de ti en clase.
- Irte a un internado y que te separen de tu familia.
- Que te dejen de hablar.
- Que te animen a estar feliz todo el tiempo en vez de permitirte estar triste.
- Grandes expectativas o presión para obtener buenos resultados escolares.

- Vivir en una zona peligrosa rodeado de violencia.
- Crecer en una cultura que es diferente de aquellas personas que te rodean.
- Mudarse con frecuencia.

Si reconoces cualquiera de estos elementos en tu infancia, puede que te parezca raro o que te dé miedo pensar que tus primeros años de vida hayan podido tener un impacto negativo en ti. Tal vez quieras llevarme la contraria y decirme que tus padres fueron maravillosos (no lo dudo). Es difícil concebir nuestra infancia con una etiqueta que no sea la de «buena», pero «buena» no cubre todo el espectro de sentimientos. Las cosas pueden ser buenas y aun así ser complicadas, a veces. Podemos querer a una persona y aun así enojarnos con ella. Cuantos más matices podamos admitir y aceptar, más podremos entendernos y sentirnos completos.

Hay dos tipos de traumas: los traumas en minúscula y los Traumas en mayúscula. Los Traumas en mayúscula normalmente ponen en riesgo nuestra vida o pueden ser intensamente aterradores, como el abuso físico o sexual. Los traumas en minúscula no son tan terribles, pero aun así pueden ser angustiantes. Estas puede que sean experiencias que no clasifiquemos como Trauma en mayúscula, pero pueden amenazar la sensación de seguridad de una criatura y, en consecuencia, se pueden vivir como algo traumático.

El trauma se define como cualquier cosa que destroce nuestra sensación de seguridad tanto en nuestro mundo interior como exterior. Es la respuesta emocional y física que deriva de experimentar un acontecimiento angustioso. Dicho de otra forma, cuando pasan cosas malas, se rompe la confianza que tenemos en nuestra sensación de seguridad.

En griego, la palabra *trauma* significa «herida», así que el trauma no es el acontecimiento en sí, sino cómo lo procesamos y cómo lo almacenamos en nuestra mente. Esto significa que dos niños pueden vivir la misma experiencia, pero que a uno le traumatice y el otro esté relativamente bien (dependiendo de su sensibilidad, de sus genes, del apoyo familiar y de la cultura).

El proceso de sanación en aquellas personas que sufrieron abusos y traumas graves será, sin duda, más complicado y doloroso que para aquellas que no lo experimentaron, pero esto es un espectro y todo el mundo entra en alguna parte. Por muy bien o mal que te hayan ido las cosas, tu infancia te moldeó de forma positiva y negativa, y te sigue afectando en la actualidad, en tu vida adulta. El autoconocimiento y entender exactamente cómo te afecta resulta beneficioso.

Es difícil pensar en nuestra infancia y hablar de ella. Te entiendo; yo me pasé aproximadamente un año haciendo terapia hasta que admití que mis padres podían tener algún defecto (y a veces aún sigo poniéndome a la defensiva con este tema). Podemos sentirnos culpables al ser críticos, ya que nuestros padres hicieron mucho por nosotros, así que no deberíamos quejarnos o culparlos. Contrariamente a lo que puede que hayas oído decir de los terapeutas, yo no estoy aquí para culpar a tus padres. Lo hicieron lo mejor que pudieron. Sin embargo, ponerse a la defensiva acerca de si fueron o no buenos padres apaga cualquier chispa de curiosidad acerca de quién eres y qué podrías aprender de ti y del mundo.

Dejemos aquí la culpa y sustituyámosla por curiosidad.

Ejercicio

Imagínate de pequeño, a cualquier edad que te venga a la cabeza. ¿Cómo eras en tu infancia? ¿Eres consciente de cualquier cosa que puede que fuera difícil para ti? Puede ser algo tan aparentemente inofensivo como que se muriera el perro de la familia o ir a una escuela nueva. Ponte en la mente de una criatura: ¿Qué puede que te hiciera sentir eso en aquel momento?

¿Qué hay de las relaciones? ¿Hubo alguna que fuera difícil? Incluso si fuiste una criatura feliz con unos padres que te querían, ¿había alguna dinámica que no fuera ideal en tus relaciones familiares? No podemos estar felices todo el tiempo. Es natural tener un gran abanico de sentimientos más complejos. ¿Cómo fue la experiencia para esa criatura?

Si te está costando encontrar respuestas, intenta pensar en tu primer recuerdo. ¿Qué pasaba en tu familia en aquel entonces? ¿Qué puede indicarte eso acerca del tipo de infancia que tuviste?

Cuando te planteas estas preguntas, permites que empecemos a descifrar lo que puede estar escondido en tu inconsciente. Sin culpa ni juicio hacia tus progenitores, podemos empezar a determinar cuáles fueron las experiencias y los apegos que te moldearon y te convirtieron en quien eres.

VOLVAMOS A ALVA...

Al principio no llego a ninguna parte con Alva. Se desconecta a menudo y siento como si yo no existiera cuando estoy con ella, como si estuviera en una caja de cristal en la que no me deja entrar. Intento conectar con ella, empatizar y entender lo que siente, pero está como anestesiada y yo, en consecuencia, también. Mis intentos de conectar con ella parecen empujarla más hacia su interior.

Así que empiezo a formularle a Alva las mismas preguntas que te acabo de plantear a ti en un intento de averiguar dónde aprendió a desconectarse y de qué se está desconectando. A medida que me cuenta cosas de su infancia, con un tono monótono y distante, empiezo a tener una idea de dónde puede que surgiera esa desconexión. Me cuenta que su padre solía ponerse de mal humor. Le pido que me dé un ejemplo, para ver si recuerda cómo solía sentirse y también para conectarla con los sentimientos que parece que está bloqueando de mí y de ella misma.

La Alva de seis años está jugando con una pelota en el jardín, chutándola contra la pared una y otra vez. Pum. Pum. Papá está en la mesa de la cocina intentando concentrarse en su trabajo. Pum. Mira por la ventana e intenta releer la frase. Pum. Se le tensa la mandíbula. Pum. Ya basta. Papá pierde los papeles. Sale hecho una furia. «¡Cállate! ¡Detente de una vez! ¿Por qué tienes que ser tan molesta?». Alva se queda congelada, aterrorizada. Aprieta la mandíbula. Solo estaba jugando; no hizo nada malo. Se vuelve para contestar a su padre, con un grito, pero él es grande, está furioso y tiene el ceño fruncido. A Alva le tiemblan los labios. Es la primera vez que ve a su padre así; normalmente es cariñoso y sonriente. Entra en pánico. ¿Y si grita más? ¿Y si piensa que ella es mala y deja de quererla? Asustada y con ganas de que se detengan los gritos, se disculpa, deja de jugar a la pelota y se va adentro a jugar con la computadora.

Esto no significa que Alva no estuviera enojada y herida por el hecho de que la regañaran cuando estaba jugando inocentemente. Simplemente no le pareció seguro mostrar sus sentimientos en ese momento por si eso hacía que su padre se enojara aún más y al final dejara de quererla, lo cual recuerda que es el mayor miedo de una criatura. En vez de eso, su ira y su dolor quedaron reprimidos, y se volvieron en su contra.

Este tipo de cosas empezaron a pasar cuando Alva era niña. Después de unas cuantas ocasiones, se acostumbró tanto a reprimir su ira que dejó de ser consciente de cuándo se le generaba. Esto no significaba que la rabia hubiera desaparecido; simplemente estaba reprimida en el inconsciente.

Se dio cuenta de que cuando entraba en casa a jugar a videojuegos, se sentía un poco mejor. Seguía estando triste y enojada, pero el juego hacía que segregara hormonas del placer, lo cual le permitía sentirse mejor durante un tiempo. La siguiente vez que su padre le gritó, Alva tuvo tanto miedo de replicarle que se fue a jugar a videojuegos para reprimir sus intensos sentimientos.

En cuanto llegó a la edad adulta, su ira y su miedo habían quedado totalmente reprimidos. De hecho, me dice que es el tipo de persona que no se enoja. Pero también me dice que se pasa horas jugando a videojuegos, enganchada al celular, viendo porno y masturbándose. Casi constantemente acaba anestesiada y desconectada, sin entender realmente por qué.

Cuando me cuenta todo esto, se me llena el pecho de una sensación de calidez. Es la primera vez que realmente he sentido cariño por ella. Esto me parece importante, que me esté dejando entrar, que me esté dejando ver su vulnerabilidad. Me inclino hacia ella y ella levanta la mirada, con miedo y sintiéndose pequeña. Desde luego, Alva sigue necesitando videojuegos para calmarse y mantener sus sentimientos difíciles reprimidos. Dentro está esa niña que tiene miedo y está enojada, pero no se le permite que lo esté.

Nuestros padres nos enseñan cómo sentirnos

Los niños son extremadamente sensibles ante cómo sus padres lidian con sus emociones. Puede que no haya habido ninguna comunicación directa que te indicara que no debes sentir determinados sentimientos, pero puede que te hayas percatado de que algunos eran más aceptables que otros.

Quizá hayas aprendido a reprimir tus sentimientos porque:

- Tus padres no mostraban sus sentimientos ni hablaban mucho de las emociones.
- Tus padres siempre te animaban a estar feliz y a pensar en positivo.
- Tu madre se angustiaba mucho y se enojaba con facilidad; tenías la sensación de que era demasiado frágil y no querías molestarla.
- Tu padre era muy sensible ante las críticas, así que interpretaba tus rabietas como ataques personales que hacían que dejara de hablarte.
- Tenías un hermano o hermana pequeño, más ruidoso y dominante que tú, y tus padres no tenían espacio para dos hijos problemáticos, así que aprendiste que estar sonriente y en silencio hacía que recibieras más amor y atención.
- Pasaban cosas malas, pero nunca se hablaba de ello; todo se escondía debajo de la alfombra.
- Tuviste que cuidar de tus hermanos pequeños a pesar de ser aún una criatura.
- Eras víctima de acoso escolar y te decían que fueras «un hombrecito» y fueras fuerte porque, si no, te verían como alguien débil.

En estas situaciones, con el tiempo, aprendemos que nuestros sentimientos naturales de tristeza, ira, envidia y odio impedirán que recibamos amor. Aunque es muy normal sentirnos enojados o molestos con nuestros padres, puede que no nos sintamos seguros mostrando estos sentimientos porque necesitamos su amor y atención para sobrevivir.

Aquí es donde las cosas se empiezan a torcer para nuestra salud mental. Las creencias almacenadas en nuestra mente inconsciente se crearon cuando éramos pequeños y empezábamos a aprender cómo iba el mundo. Las desarrollamos basándonos en aquello que nos mantuvo a salvo de pequeños. Puede que aprendiéramos que cuando llorábamos, los adultos se enojaban y nos decían que paráramos, así que llorar se convirtió en algo arriesgado. Quizá se rieron de nosotros al hacer una presentación en la escuela, así que aprendimos que cuando hablamos en público no estamos a salvo porque nos sentimos excluidos y humillados. Tal vez a nuestros padres no se les daba muy bien hablar de sus sentimientos, con lo que se desconectaban cuando nosotros intentábamos expresar cómo nos sentíamos, lo cual era aterrador. Puede que no estés al tanto de nada de esto de manera consciente; puede que simplemente te sientas muy incómodo cuando tienes que dar alguna charla en el trabajo, o cuando alguien te fuerza a mantener una conversación sobre tus sentimientos.

Todos estos aprendizajes acerca de lo que nos mantiene a salvo y lo que no dan lugar a creencias restrictivas que se almacenan en nuestro inconsciente y nos proporcionan una brújula para nuestras vidas adultas sin que nos demos cuenta de ello. Puede que creamos que no somos lo suficientemente buenos, así que saboteamos una nueva oportunidad laboral. Quizá no creamos que merecemos el amor y apartemos a la gente que nos trata bien en vez de a aquellas personas que nos tratan mal. Puede que creamos que no es seguro que otras personas se enojen con nosotros, con lo que vivimos la vida haciendo todo cuanto podemos para que nadie se enoje.

El saboteador interno

El autosabotaje viene, a menudo, del crítico que todos llevamos dentro, que suele formarse a partir de los juicios negativos de los demás y de la sociedad. El psicoanalista Ronald Fairbairn lo etiquetó como «saboteador interno».[3] Este intenta protegernos para que no nos humillen, ni nos rechacen, los demás. Puede que empezara como una figura protectora que necesitábamos para sobrevivir a situaciones amenazantes cuando éramos más pequeños, pero como adultos, el saboteador tiende a hacer más daño que bien porque las amenazas dejaron de existir. El saboteador no deja de recordarnos las cosas que hacemos mal, adopta una actitud catastrofista respecto al futuro, evita ciertas situaciones, estropea relaciones y desaprovecha oportunidades. No intenta activamente arruinarnos la vida, sino que intenta evitar que nos hagan daño de maneras en las que nos lo hicieron en el pasado; pero justo aquello que años atrás nos mantuvo a salvo ahora es la causa de nuestro sufrimiento y nuestra apatía.

El autosabotaje es un indicador de que algo pasa en tu inconsciente y que tiene la sartén por el mango. En vez de autoculparte, intenta que la curiosidad te ayude a descifrar qué está pasando.

Otros ejemplos de autosabotaje:

Qué está pasando: tienes muchas ganas de empezar una nueva rutina de ejercicio, pero nunca llegas a ir al gimnasio.

Qué puede estar pasando bajo la superficie: en el fondo puede que no creas que te mereces cuidarte. O no te gusta sentir la incomodidad, o tienes miedo de hacer algo mal, con lo que ni lo intentas.

Qué está pasando: dices que quieres abrirte más, pero cambias bruscamente de dirección en cada conversación de índole emocional.

Qué puede estar pasando bajo la superficie: quizá te dé mucho miedo ser vulnerable.

Qué está pasando: dices que tu trabajo no te hace feliz, pero buscas motivos para no dejarlo o desaprovechas las oportunidades laborales.

Qué puede estar pasando bajo la superficie: la felicidad o tener lo que quieres te da miedo porque puede que te lo quiten de las manos. Te da seguridad quedarte con algo conocido incluso si te provoca infelicidad, y sientes peligro si te vas y pruebas algo nuevo y desconocido.

En vez de pensar en este comportamiento como algo que nos está aguando la fiesta, tal vez podamos tomárnoslo como algo que nos está intentando ayudar. Simplemente tiene una concepción retorcida de lo que es ayudar.

Ejercicio

Piensa en cosas que no sueles sentir (quizá nunca te enojas o llevas años sin llorar). ¿Qué cultura había en torno a ese sentimiento en tu familia? ¿Tus progenitores mostraban sus sentimientos?

Ahora piensa en sentimientos con los que no estés para nada familiarizado. ¿Se exteriorizaban en tu familia? ¿Qué respuesta podrías haber obtenido si hubieras exteriorizado ese sentimiento? ¿Habría habido consecuencias, es decir, alguien se habría enojado o te habría animado a sentirte de una manera más positiva?

¿Qué hay de malo en guardarse las cosas?

Si evitamos hablar o pensar en cosas que nos pasaron, nos atascamos mentalmente. Una amiga me lo describió una vez como si agarraras un montón de ropa sucia y mojada y la metieras toda en un armario porque no quieres arreglarla. De algún modo lo arreglaste porque ya no la tienes a la vista, pero allí dentro se está pudriendo, le está saliendo moho y apesta, y el olor cala en tu entorno igual que los sentimientos que no has procesado calan en tu vida. Seguramente no quieras sacar esa ropa y lavarla (puede que sea doloroso y difícil lidiar con eso), pero al final tendrás que afrontarlo para que deje de empeorar la situación.

Para quienes estén leyendo esto y piensen: «Yo lo siento TODO; si acaso, tengo demasiados sentimientos, no estoy reprimiendo nada», puede que parezca extraño, pero incluso en este caso puede que estés reprimiendo algo sin darte cuenta de ello. En el inconsciente no solo están los sentimientos, sino que también hay pensamientos y recuerdos. Sentir demasiado se asocia normalmente al hecho de no ser capaz de autoconsolarte y necesitar a otras personas para regular tus sentimientos. Hablaremos de esto más en detalle en el capítulo titulado «Ansiedad» (véase pág. 67), pero ten en cuenta que por el simple hecho de que tengas muchos sentimientos, esto no significa que no estés evitando cosas (no tiene por qué ser adrede, por supuesto).

Qué puede pasar cuando evitas cosas:

- Tienes muchos problemas de salud física, como resfriados y gripes constantes.
- Te cuesta relajarte.
- Te sientes adormecido, cansado y deprimido.
- Te consideras una persona bastante calmada, pero luego te das cuenta de que tienes reacciones exageradas o saltas por minucias.
- Tienes la autoestima baja.
- Tienes muchos pensamientos que van a toda pastilla; a menudo sientes mucha ansiedad, pero eres incapaz de dejar de preocuparte.
- Te distraes constantemente: viendo la tele, bebiendo, comiendo demasiado, trabajando. No te gusta estar a solas con tus pensamientos.
- No sueles llorar o enojarte a menudo.
- Tienes problemas de adicción.
- Creas rituales para evitar sentimientos.
- Tiendes a autosabotearte o tienes comportamientos autodestructivos.
- Sientes soledad incluso cuando estás con gente, como si nadie te conociera realmente.
- No puedes estar presente en el ahora, y a menudo sientes la mente nublada, o sientes que estás ausente.

Es importante saber que la mayoría de las veces no somos conscientes de que estamos reprimiendo nuestros sentimientos. Todo escapa a nuestro control. Alva no tiene ni idea de que está muerta de miedo y enojada; simplemente siente la necesidad de agarrar el celular o de jugar a *Candy Crush*.

He visitado a muchas personas que no son conscientes de estar reprimiendo algo. También visito a personas que no son ni conscientes de hasta qué punto están sufriendo.

Puede que algunos estén leyendo esto y piensen: «Pero si no hay nada que esté realmente mal. Tengo una vida fantástica, mi infancia fue genial; simplemente tengo un poco de ansiedad leve, voy sobrecargado y no me pagan lo suficiente; tengo una ligera adicción a las redes sociales y al vino; hay personas que dejan de responderme a los mensajes y tengo una voz interna que no para de decirme que soy un desastre. Aparte de eso, estoy muy bien».

Una vez un amigo me dijo que «su salud mental estaba al cien por ciento». En ese momento era prácticamente alcohólico, sufría un grave caso de insomnio y era incapaz de mantener una relación romántica. Lo que me parecía interesante era que no conectara ninguna de esas cosas con su salud mental o ni siquiera con su psicología. Muchas personas creen que la salud mental hace referencia a trastornos concretos como la esquizofrenia o el trastorno bipolar; sin embargo, todos tenemos que cuidar de nuestra salud mental, y muchos de los síntomas que nos hacen saber que algo no va del todo bien pueden ser mucho más sutiles.

He aquí una lista de cosas que yo categorizaría como relacionadas con la mente:

- Morderse las uñas.
- Dormir mal.
- Obsesionarse con una persona con la que solo saliste una vez.
- Problemas intestinales.
- Estrés en el trabajo.

- Ser infiel.
- Fatiga crónica.
- Gritarles a tus hijos y luego sentirte culpable.
- Dar demasiadas vueltas a las cosas.
- Dolores de cabeza fortuitos.
- Comer en exceso.
- Impotencia.

Puede que, mientras leas esto, reconozcas algunas de estas cosas, porque te pasan a ti. No hay por qué alarmarse, esto no significa que estés fatal; simplemente significa que eres un ser humano. Cada uno tiene su propia salud mental de la misma manera que cada uno tiene su propia salud física.

A medida que repasemos los problemas comunes a los que todos nos enfrentamos en las páginas siguientes, te pediré que te abstengas de mostrar escepticismo y que en vez de insistir en que estás bien, intentes pensar en algunas de las experiencias y emociones que puede que afloren a la superficie.

Consejos para entender lo que pasa bajo la superficie

1. **Despierta la curiosidad**. Reflexiona acerca de cualquier pensamiento, imagen o recuerdo que te venga a la mente, incluso si parecen ser cosas totalmente inconexas o raras. Este tipo de pensamientos suelen venir del inconsciente. Al darte cuenta de cualquier temática o patrón que surja, puedes encontrar pistas que te indiquen qué puede estar pasando por dentro. Evita juzgarte o descartar pensamientos que te parezcan irrelevantes: a

menudo estos son precisamente los más significativos. Te animo a ponerlos por escrito a medida que surjan.

2. **Entiende**. Mira hacia atrás. Intenta recordar cómo viviste tu infancia y cualquier recuerdo difícil concreto que aflore. Para entender la raíz de nuestro sufrimiento tenemos que retroceder hasta donde empezó. ¿Cómo te enseñaron a gestionar tus emociones? ¿Qué papel desempeñabas en tu familia? ¿Dónde aprendiste a comportarte como lo haces actualmente? No dejes de recordar a medida que vayas leyendo. El pasado y cómo se manifiesta en el presente son la clave para el autoconocimiento.
3. **Siente**. Préstale atención a tu cuerpo. Puede que nuestra mente no sea consciente de las cosas que reprimimos, pero nuestro cuerpo sí suele serlo. Los sentimientos son sensaciones físicas, así que intenta notar cualquier cosa que te pase en el cuerpo a medida que leas este libro y dale espacio a cualquier cosa que aflore. A veces, si sientes estrés o incomodidad, dejar de intentar descifrar el porqué; simplemente poner nombre al sentimiento te puede ayudar a sentirte un poco mejor, incluso sin hacer nada al respecto.

DEPRESIÓN

¿Por qué me siento triste?

Todo el mundo considera que George es una persona feliz. Es alguien que parece tenerlo todo resuelto: camisas impecables, zapatos relucientes y un encantador pelo alborotado. En general, sí lo tiene todo resuelto, o eso es lo que piensa. Siempre está dispuesto a reír con sus colegas, es cariñoso con su nueva esposa y tiene un trabajo respetable en el que se le considera un miembro muy querido del equipo.

Un día, poco después de la boda, su esposa le anuncia durante el desayuno que está embarazada. Bailan de alegría en la cocina; todo va exactamente como había planeado. Pero más tarde, en los meses siguientes, George se da cuenta de que no está tan emocionado como pensaba que estaría. De hecho, no siente casi nada. Se despierta cansado, con una especie de niebla mental. A menudo le cuesta conciliar el sueño, pero es un tipo de fatiga tan profunda que no hay horas suficientes que la puedan remediar. Su jefe le asigna un proyecto nuevo, más importante, y no siente el entusiasmo que solía sentir. Esto es algo que antes le hubiera motivado, pero ahora se da cuenta de que no le importa demasiado. Deja de trabajar horas extra, deja de ir al bar con sus amigos y no quiere hacer nada más que quedarse sentado delante de la tele. Despertarse para ir a trabajar se convierte en una ardua tarea. Deja de tener ganas de hacer el amor, la comida ya no le aporta el mismo placer e incluso bañarse le supone un gran esfuerzo.

No se lo dice a nadie, tiene demasiada vergüenza de que lo juzguen por no estar feliz por el bebé. Se lleva su consuelo al baño, el único sitio donde puede derrumbarse sin remordimientos porque el agua esconde las lágrimas que le cubren el rostro cada mañana. Cuando está a solas, se pregunta: «Pero ¿qué rayos me pasa?».

¿Qué le pasa a George?

Sentirse afligido es una parte normal de ser humano, pero sentirse constantemente triste (o tener más días malos que buenos) le quita el color a la vida, como le pasó a George. Cuando llega la depresión, puede parecer algo completamente fortuito e injustificado. Veo a muchas personas que se plantean por qué se sienten deprimidas si saben que son privilegiadas o que todo les sale bien en la vida. Esto se debe a que el motivo real de la depresión está escondido y no lo vemos. Está enterrado en el inconsciente y, en ese momento, es demasiado insoportable para sentirlo. El problema es que, a menudo, cuando reprimimos sentimientos negativos, otros sentimientos positivos también se reprimen, así que nos quedamos con una ausencia de sentimientos. La mente nos insensibiliza para que no sintamos la emoción negativa, pero también nos insensibiliza ante el resto de las emociones, con lo que tampoco sentimos mucha alegría ni placer.

¿QUÉ SIGNIFICA REALMENTE ESO DE «SIENTE LOS SENTIMIENTOS»?

Puede que hayas oído a terapeutas, y a la mayor parte de la comunidad en internet, decirte que «sientas los sentimientos». Pero ¿qué significa en realidad? ¿Qué haces con los sentimientos si no los sientes?

Los sentimientos son energía en el cuerpo. (¿Alguien se acuerda de la regla de oro de la física que nos enseñaron en la escuela? La energía no se crea ni se destruye, solo se transforma o se traslada). E-moción = energía en movimiento. Una emoción o un sentimiento es simplemente la experiencia de la energía moviéndose por el cuerpo. Por ejemplo, cuando nos emocionamos, puede que sintamos mariposas en el estómago; cuando tenemos miedo, puede que se nos haga un nudo en la garganta y que el corazón nos lata más rápido; la tristeza nos hace sentir pesadez y soltamos lágrimas; la ira hace que entremos en calor y nos pongamos rojos y en alerta. ¿Alguna vez has llorado mucho y luego te has sentido hecho polvo? Esto se debe a toda la energía que gastaste sintiendo ese sentimiento.

¿Y qué pasa cuando intentamos reprimir los sentimientos? Se necesita aún MÁS energía para comprimirlos y reprimirlos. Piensa en todos esos sentimientos como energía que intenta brotar, dándote una paliza, retorciéndose, saltando, explotando y queriendo desesperadamente que la liberen. Para contener esta energía se requieren grandes esfuerzos, como si estuvieras presionando continuamente una caja llena de fuerzas que empujan hacia arriba. Después de esto te sentirás exhausto. Reprimir nuestros sentimientos requiere una enorme cantidad de energía, lo cual puede provocar depresión a causa de la energía que se ha perdido conteniéndolo todo durante tantos años.

Sin embargo, la depresión no gira exclusivamente en torno a la insensibilidad; también gira en torno al agotamiento físico y a la poca motivación. Una buena metáfora para esto es imaginarte pisando el freno y el acelerador del coche a la vez. Puede que el coche no vaya a ninguna parte, pero aun así sigue consumiendo mucha gasolina. Sin siquiera darnos cuenta, hacemos lo mismo cuando reprimimos nuestras emociones, lo que nos deja exhaustos, adormecidos y desanimados.

Y es aquí donde la terapia o una buena práctica de sanación nos ayuda a soportar lo que parece insoportable para que podamos dejar de bloquearnos y permitir la entrada de los sentimientos. Cuando empezamos a procesar estos sentimientos, la energía que habíamos utilizado para reprimirlos se libera y la depresión puede empezar a desvanecerse.

¿Cómo sientes tus sentimientos?

Sabemos que hay sentimientos que repelemos, como cuando notamos una sensación de malestar y vamos a por una copa de vino, sabiendo que así calmaremos ese pensamiento perturbador. Hay otros sentimientos que tenemos tan enterrados que ni siquiera registramos que los estamos sintiendo.

Existen muchas maneras de conectar con tus sentimientos más profundos. Aquí tienes tres opciones prácticas:

- **Conecta con tu cuerpo**. Para llegar tanto al nivel superficial como a los sentimientos más profundos, tenemos que escuchar lo que nos dice el cuerpo. Los sentimientos no dejan de ser sensaciones físicas, ¿te acuerdas? Conectar con tus sentimientos es conectar con tu cuerpo. En mi consultorio, a menudo les pregunto a mis pacientes qué sienten en el cuerpo, si notan alguna sensación de incomodidad. Hay gente que no nota nada; otras personas sienten que les tiemblan las piernas, un nudo de tensión en el pecho o un dolor de cabeza punzante. Luego les pido que den una forma o un color al sentimiento. ¿Surge alguna asociación? ¿Está vinculado a alguna imagen? ¿A alguna palabra? ¿Se asocia con algún recuerdo? ¿Cuándo fue la primera vez que el paciente tuvo esta sensación en su vida? Esto lo puedes hacer tú, se llama «asociación libre». ¿Cómo se siente tu cuerpo ahora mismo? Si te cuesta conectar, date un momento para establecer este vínculo contigo. El cuerpo te dirá cómo se siente; solo tienes que darle el espacio para hacerlo.

Asociación libre

La asociación libre es una técnica común en psicoanálisis que se puede utilizar para conectar con el inconsciente, permitiéndote expresar tus pensamientos, sentimientos y recuerdos sin censura ni juicio. Cuando le permites a la mente que deambule sin filtro, verbalizando todo lo que te viene a la cabeza, sin analizarlo conscientemente, dejas espacio para que surjan recuerdos o emociones inconscientes. Esta forma de asociar y visualizar sentimientos puede resultarte útil para conectar con ellos a un nivel más físico, explorando cualquier recuerdo temprano de aquellos sentimientos que pueda ayudarnos a entender por qué nos suponen tal dificultad.

- **Lleva un diario.** Otra manera de conectar con tus sentimientos es escribir en un diario. Cuando te sientes con un papel y una pluma, es importante que te permitas escribir libremente sin censurar lo que expresas. Esto permitirá que salgan tus verdaderos pensamientos. Escribir lo que expresamos sin planificarlo o sin filtros puede permitir que nuestros sentimientos inconscientes se expongan a través de nuestras palabras. Puede que te sorprendas al releer lo que escribiste.
- **Respiración.** Realiza ejercicios de respiración y técnicas específicas de respiración, como la respiración holotrópica, que suele recomendar un patrón de respiración rápido que puede ayudarte a liberar emociones. La respiración holotrópica la desarrolló Stanislav Grof, experto en psicología transpersonal e investigación consciente, en los años setenta. Aumenta la cantidad de oxígeno en el cuerpo, lo cual puede movilizar emociones atascadas y ayudarte a liberar estrés, devolviendo el cuerpo a un estado de calma. La mujer de Stanislav, Christina Grof, impartía talleres en los que la gente seguía los ejercicios de respiración y conseguía una potente liberación emocional, sollozando, gritando, golpeando el suelo. Puede que suene disparatado, pero, de hecho, los Grof descubrieron que los ejercicios de respiración ayudan a que la gente salga de su mente consciente para que los pensamientos y emociones reprimidas puedan acercarse a la superficie y liberarse. Un metaanálisis de estudios en 2023 apoyó las observaciones de los Grof, demostrando que los ejercicios de respiración pueden mejorar significativamente el estrés y la salud mental.[1] Si vas a practicar ejercicios de respiración por primera vez, te recomiendo

que busques una clase o un entrenador que te pueda presentar algunos de los ejercicios para garantizar que te sientes seguro si afloran emociones incómodas.

A menudo, cuando la gente empieza este proceso de sentir sus sentimientos adecuadamente, tiene la sensación de que las cosas empeoran un poco antes de mejorar. Esto es porque, para sanar realmente, tienes que pasar por todas las emociones dolorosas que has evitado. Es como sacar esa ropa sucia del armario y finalmente lidiar con ella. Puede que no sea agradable mientras lo haces, pero es mejor que dejarla en el armario pudriéndose.

Tienes que aceptar las partes de ti que puede que no hayas querido aceptar. Ser vulnerable es aterrador, sobre todo si te enseñaron que no es seguro. Sé agradable contigo y deja que brote lo que sea que estés sintiendo. Da miedo, pero los sentimientos no duran para siempre; se moverán por tu interior, solo tienes que dejar que lo hagan.

Busca ayuda

Si la estás pasando mal por culpa de la depresión y tienes pensamientos suicidas, hablar del dolor que sientes y expresarlo puede ser de gran utilidad. Por eso es tan importante buscar ayuda: alguna amistad, tu terapeuta o tu médico de cabecera. Si te encuentras en medio de una crisis y necesitas hablar ya, puedes ponerte en contacto con líneas de atención telefónica disponibles las veinticuatro horas del día con personas que están preparadas para escucharte y que te pueden ayudar a encontrar sentido a tus sentimientos. Al final de este libro encontrarás los números de contacto del servicio psicológico de Locatel, que está disponible las 24 horas, los 365 días del año.

¿Cómo puede mejorar George?

Por primera vez en su vida, George empieza a tener pensamientos relacionados con acabar con su vida. Esto le aterra; siempre se ha considerado una persona feliz que ama su vida; nunca habría pensado que sería el tipo de persona que considera el suicidio. Entonces se da cuenta de que hay algo que no estará bien y se arma de valor para admitir lo que le está pasando y contárselo a su esposa. Esa noche buscan juntos un terapeuta, aliviados los dos y un poco asustados por lo que vendrá.

George se siente raro durante las primeras sesiones y no cree que le estén ayudando. Le dice a su esposa que es una pérdida de tiempo y de dinero. Puedo sentir su frustración al ver que yo no tengo respuestas para él: él quiere que, con una varita mágica, consiga que se sienta mejor, pero yo sigo volviendo a su infancia, y él me sigue diciendo que fue fantástica. Las escenas que describe son idílicas: su familia estaba estrechamente unida, sus padres siguen juntos, jugaban mucho, y se reían y se querían. Me asegura que esa no es la fuente del problema.

Quizá George tiene razón; tal vez he encontrado a alguien cuya infancia fue perfecta. Entonces, en una sesión, cuando me confiesa que llora en el baño, le llama su hermana pequeña.

—¿Te importa si contesto? —dice—. Seguramente es urgente si es ella.

Asiento con la cabeza, interesada en ver adónde nos lleva esto. Responde al teléfono como un padre preocupado, preguntando repetidamente si está bien, si necesita ayuda. Estoy desconcertada porque con todo lo que me había dicho de su hermana, había deducido que era una persona capaz e independiente; es abogada en la ciudad, donde vive con su propia familia. Me pregunto si algo está mal.

—¿Todo bien? —le digo cuando cuelga el teléfono—. Te veo preocupado por ella.

—Ah, sí, está bien. Simplemente es que tenemos una relación muy cercana.

En su voz oigo tensión. No sé muy bien por qué, pero tengo la sensación de que aquí hay sentimientos más complejos, más allá de la magnífica relación cercana que me describe.

—Por teléfono parecía que fueras su padre, como si cuidaras de ella.

George suspira profundamente, tal y como hace la gente a menudo antes de contarte el gran tema, el momento en el que cambia su mirada del mundo para siempre.

Su hermana nació con complicaciones y necesitó muchos cuidados durante su primer año de vida. Él tenía cuatro años y, en primer lugar, se sentía molesto con el hecho de tener que compartir la atención de mamá y papá; además, tenía que verlos ansiosos y angustiados por su hija prematura.

—Eso de seguro fue muy duro para ti —le digo, intentando llegar al dolor que puedo percibir bajo sus palabras.

George no quiere mi empatía. Insiste en que su hermana es la que tenía problemas. Le pido que me cuente más acerca de cómo lo vivió él y se cierra rotundamente: pues bien, no tiene nada que ver con eso. Un portazo contundente y defensivo en mis narices. Cuando alguien se pone a la defensiva, suele haber dolor latente escondido. Lo dejo pasar por el momento y lo anoto para volver al tema de su hermana cuando esté preparado.

Si tú no sientes tus sentimientos, otra persona los siente por ti

Los sentimientos que no se expresan los recogen otras personas. Como terapeuta, lo más importante es comprobar continuamente cómo te sientes cuando estás con esa persona con la que hablas. Cuando George estaba en mi consultorio, a menudo me sentía muy triste. La tristeza aparecía de la nada; antes de que él llegara podía estar de muy buen humor. Luego, minutos después de haber empezado la sesión, notaba como llegaban las lágrimas y tenía que morderme las mejillas para evitar llorar. George no sentía nada.

Así es como empecé a descifrar qué podía ser aquello que George intentaba evitar. Cuando hablaba de su hermana, yo era consciente de mi reacción, me sentía profundamente triste por él. No me siento siempre igual con todo el mundo. Hay personas con las que puede que se me sienta enojada, apática, inferior, celosa, con miedo, o a veces desconectada e impasible. Si un paciente no siente nada, pero yo sí, normalmente esto me indica que los sentimientos que me evoca son los que no está sintiendo.

Llegar al origen

Llega un momento en el que George finalmente me cuenta más detalles acerca de la enfermedad de su hermana. Todo cambió después de que ella enfermara. Sus padres estaban tan preocupados por ella que (a su yo de la infancia) le pareció que dejaron de preocuparse por él. Empezaron a quedarse en el hospital durante largos periodos de tiempo mientras él se quedaba con una niñera. Ya no se reían de sus bromas ni jugaban con él como antes. Le dijeron que tenía que ser un niño mayor, que tenía que ser valiente por su hermanita, así que esto es lo que hizo. Se propuso animar a sus padres y se guardó cualquier sentimiento de celos, tristeza o miedo para sus adentros.

Su hermana mejoró y las cosas recuperaron el equilibrio. Casi no se volvió a hablar de ese año tan complicado, que quedó olvidado en el entramado de su historia familiar.

A medida que hablamos de esto, nos damos cuenta de que el embarazo de su esposa puede que haya desatado recuerdos inconscientes del nacimiento de su hermana y la pérdida de amor que sintió por parte de sus padres. Al principio se siente muy culpable y se resiste a mi irritante insistencia de que el inminente nacimiento de su hijo le aporta algo más que no solo felicidad. Pero al cabo de un tiempo admite que algo se le remueve por dentro, tiene el pecho tenso y siente un cosquilleo en los dedos cuando habla de su hermana. Se siente mal por sentirse celoso de su hermana porque estuvo enferma; no fue su culpa. Le recuerdo que era un niño, que sus sentimientos eran comprensibles, que de seguro para él fue un momento difícil. Se le llenan los ojos de lágrimas. Por primera vez se permite llorar. En cuanto intentamos conectar su pasado con su presente, se da cuenta de que, inconscientemente, se ha sentido angustiado por si su esposa deja de preocuparse por él cuando nazca el bebé, igual que sintió que hacía su madre cuando nació su hermana. Esto no se lo había contado nunca a nadie, y le tiemblan las manos mientras lo dice (como si su cuerpo entero le gritara para que no lo hiciera), pero cuando era pequeño, algunas veces había deseado que su hermana no hubiera nacido nunca. Solía imaginar cómo le caían grandes libros encima o que se la comía el perro.

—¿Esto me convierte en una mala persona? —me pregunta—. ¿Hay algo que está muy mal en mí?

Por supuesto no hay nada malo en George. George está procesando todos los sentimientos insoportables que no sintió en su momento. Reprimió los sentimientos y se quedaron ocultos durante la mayor parte de su vida. El embarazo desencadenó todos los recuerdos y sentimientos inconscientes del nacimiento de su hermana y ha necesitado una gran cantidad de energía (emociones = energía, ¿recuerdas?) para mantenerlos reprimidos. Por eso George se sentía triste y molesto y le faltaba motivación. La represión de todos esos sentimientos lo estaba dejando exhausto.

La primera vez que George entró por la puerta, yo no tenía respuestas para él. Nunca hubiera podido saber que esta era la causa de su depresión, porque ni George lo sabía. Juntos hicimos de detectives, siguiendo el sentimiento hasta la raíz de su herida original.

*

Con el tiempo, conforme los sentimientos y los recuerdos empiezan a emerger, George empieza a sentirse un poco mejor, un poco más ligero. No solo le ayudó sentir los sentimientos, sino sentirlos en compañía de alguien que le mostró que era seguro ser vulnerable, que podía expresarse sin cargar a los demás, como temía cuando era pequeño y tenía la sensación de que sus padres no tenían espacio para que fuera él quien no estaba bien. La terapia le ofrece a George el espacio para ser la persona necesitada, el espacio en el que no tiene que ser bueno o fuerte, en el que puede sentir estos sentimientos a salvo y aprender que no le pasa nada terrible cuando los siente.

En cuanto nace su hija dejamos de vernos unas semanas. Durante esta pausa me preocupo un poco por él: ¿Cómo se sentirá en cuanto nazca? ¿Su depresión empeorará o encontrará una manera de permitir y expresar sus complejos sentimientos para poder conectar con su hija?

Suspiro, aliviada, en cuanto veo su sonrisa entrando por la puerta. George está bien. Luego me doy cuenta de que quizá estoy imponiéndole que sea feliz, igual que el resto de las personas en su vida, con lo que intento mantenerme imparcial y darle espacio para lo que esté sintiendo, bueno o malo.

—Bueno... —dice.

—Bueno —contesto.

—Estoy perdidamente enamorado.

Una oleada de alivio llena la sala. George irradia felicidad y veo que realmente lo dice de corazón. Lo noto por la manera en que no deja de hablar de ella, me enseña fotos y se deleita con pequeños detalles, como su sonrisita mientras duerme. También está muerto de miedo. A medida que crece su capacidad de sentir, conecta con un amor inmenso, pero también con un miedo inmenso. Durante la interrupción de las sesiones empezó a hablar del tema con sus amigos e incluso con su esposa. A veces, cuando ella está preocupada por su hija y se olvida de preguntarle cómo le fue en esa reunión tan importante del trabajo, se siente rechazado y resentido, y vuelve la sensación de depresión. Recuerda la ropa sucia en el armario e intenta admitir para sí mismo, y también para mí, cómo se siente realmente: está celoso de que su bebé reciba la atención exclusiva de su esposa, una sensación irracional de injusticia por la pérdida de atención. Sabe que estos sentimientos vienen de un espacio de dolor, de la infancia, y sabe que no hay nada malo en sentirse así. Le cuenta a su mujer, sin culparla ni criticarla, que se está sintiendo rechazado y lo gestionan juntos. George es capaz de apoderarse de sus sentimientos para que estos no se apoderen de él.

Esto es lo que pasa en los días buenos; en los días malos, cuando ninguno de los dos durmió lo suficiente, George hace un retroceso a estrategias de enfrentamiento antiguas, refunfuña y vuelve a sentirse triste. Al fin y al cabo, es humano y está en proceso de desarrollo, como todos nosotros.

Ejercicio

Llegó el momento de volver a jugar a detectives. Quiero que pienses en un momento de tu vida en el que te sintieras un poco como George. No necesariamente deprimido, pero que te costara motivarte, que estuvieras decaído y, en general, sintiéndote como que no eras tú. ¿Qué estaba pasando durante ese periodo en tu vida? ¿Hubo algún acontecimiento (incluso cosas felices), algún cambio, algún momento significativo? ¿Qué crees que puede que se desencadenara en tu inconsciente?

Recuerda que no hay respuestas correctas e incorrectas, simplemente estamos despertando la curiosidad. En vez de ponerte presión por sentirte decaído, diciéndote que deberías trabajar más o sentirte más feliz todo el tiempo, como todo el mundo parece estar haciendo en las redes sociales, simplemente ten curiosidad por lo que puede que te esté pasando bajo la superficie.

¿Y SI NO ENCUENTRO EL MOTIVO POR EL QUE ESTOY TRISTE?

La depresión puede ser algo tan sencillo como la ausencia de sentimientos. No quiero confundirte con la historia de George, porque no siempre hay un momento claro de revelación, ni una explicación clara acerca de por qué alguien está deprimido. Puede que no haya un motivo claro de tu pasado que sea evidente; puede que sea más bien un apagón emocional en general.

Cuando la situación te abruma, el sistema nervioso puede entrar en modo de congelación o parálisis. Puede que percibamos como un peligro el estrés crónico y los acontecimientos difíciles que nos suceden, lo cual provoca que nos apaguemos. Es como si el fusible se saturara y nuestro cuerpo hiciera corto cirtuito.

Paralizarse es una respuesta a las amenazas, parecida a la lucha o huida, y puede parecerse a la depresión. El cuerpo y la mente se apagan (se hacen el muerto) y hacen que dejemos de comunicarnos, de pasar a la acción y de sentir.

Señales de que estás en modo parálisis

- Eres incapaz de moverte.
- Te sientes desconectado y distante de tus pensamientos y sentimientos.
- Sientes impasibilidad.
- Sientes indefensión.
- Sientes rigidez o pesadez.

Todos estos son síntomas de depresión.

Reacciones al miedo

Cuando estamos muy asustados o abrumados, nuestros niveles de adrenalina y cortisol se disparan, lo cual puede desencadenar diferentes reacciones al miedo. La finalidad de estas respuestas al miedo es mantenernos a salvo ante el peligro y, si funcionan, nuestro cuerpo puede volver a desencadenarlas la próxima vez que nos asustemos. La manera como respondemos al estrés en nuestros primeros años de vida moldeará qué reacciones al miedo utilizaremos en nuestra vida adulta.

Se han observado cinco reacciones principales al miedo:

- Luchar: atacar física o verbalmente la fuente de la amenaza.
- Huir: retirarse físicamente (corriendo o escondiéndose) o emocionalmente (desconectando, evitando, cambiando de tema).
- Paralizarse: quedarse quieto y en silencio (como haciéndote el muerto). Esto sucede tanto físicamente (quedándote inmóvil, incapaz de moverte o hablar) como mentalmente (disociándote, quedándote impasible).
- Debilitarse: quedándote débil, lo cual puede implicar enfermedad física y agotamiento.
- Adular: intentando complacer a la persona que te amenaza para que deje de provocar daños; obedeciendo para minimizar su descontento o su agresión.

Esto puede ser una experiencia puntual (alguien te grita, o tienes un accidente). O si la amenaza persiste, el cuerpo puede quedarse atascado en una reacción de parálisis y puede convertirse en un estado permanente, a menudo cuando hubo un trauma en el pasado o has experimentado estrés crónico o situaciones con una alta carga emocional.

La idea de que tenemos una «ventana de tolerancia» para estos sentimientos la desarrolló el doctor Daniel J. Siegel, profesor de psiquiatría, en su libro *La mente en desarrollo* de 1999, con el fin de ilustrar las diferentes reacciones que tenemos ante el estrés. Todos tenemos una ventana de «activación óptima», en la que somos capaces de funcionar bien y gestionar nuestras emociones. La gente que se ha tenido que enfrentar a algún trauma suele tener una ventana de tolerancia menor, con lo que pasa a un estado de hiperactivación o hipoactivación con más facilidad.

La hiperactivación es un estado acentuado de excitación que puede hacerte sentir grandes dosis de ansiedad, miedo o ira. Esto desencadena reacciones al miedo de lucha o huida, e implica hacer algo, ya sea correr o luchar. Cuando estás en un estado de hiperactivación, puede que te cueste controlar tus emociones y que te resulte complicado calmarte o desconectarte.

La hipoactivación consiste en apagar los sentimientos, como pasa en los estados de parálisis y de debilitación. Tu sistema nervioso piensa que te ayuda apagándote, desconectándote del dolor. Lamentablemente, en realidad está creando una desconexión severa entre ti y los demás.

Estos dos estados pueden desencadenarse cuando algo te parece amenazante, o con un sentimiento asociado a un trauma pasado. Para George, fue el embarazo de su esposa lo que hizo aparecer recuerdos del pasado y le detonó la hipoactivación.

Consejos para dejar atrás la respuesta de parálisis en caso de depresión o desconexión

- **Despierta la curiosidad.** Identifica tus factores desencadenantes. Trata de pensar en aspectos de tu vida que te genereran un gran nivel de estrés o que te agotan emocionalmente. ¿Cuáles son los patrones o comportamientos que tienden a hacerte sentir peor? Al tener curiosidad por lo que puede estar desencadenando estos sentimientos, puedes empezar a ser más consciente de dónde puede estar la raíz que los causa.

- **Entiende.** ¿Hay sentimientos, pensamientos o recuerdos en tu vida que seas consciente de estar metiendo en el armario de la ropa sucia y que seguramente necesitan que les eches un vistazo? Empieza a entender qué es exactamente lo que puede que estés evitando y por qué.
- **Siente.** Conecta con tu cuerpo. Nota lo que estás sintiendo, cualquier sensación de la que seas consciente.
- **Actúa.** Muévete. Salir de la respuesta de parálisis pasa por moverte y expresar los sentimientos para demostrarle a tu cerebro que ya estás a salvo. Moviendo el cuerpo conscientemente estás enviando señales al cerebro de que estás a salvo si te mueves, de que estás a salvo si sientes. Esta es una parte importante en la regulación de tu sistema nervioso. Más adelante (véase pág. 102) te daré más herramientas prácticas, ya que encontrar estrategias para calmarte y consolarte puede ayudarte mucho a sentirte a salvo, y así podrás tolerar más sentimientos.
- **Repite.** Igual que con todo, esto no es algo que puedas arreglar una vez y olvidarte del tema. Seguramente, tu cuerpo volverá a esta reacción al miedo una y otra vez. Ten paciencia contigo; esto es un mecanismo de afrontamiento que desarrollaste porque en el pasado te ayudó a sobrevivir a algo difícil. Limítate a seguir percibiéndolo cuando te pase y aplicando los pasos descritos para intentar sentirte a salvo de nuevo.

ANSIEDAD

¿Por qué tengo ansiedad?

Kelley empieza a hablar y no se detiene en toda la sesión de cincuenta minutos. Mientras habla, me distraen sus movimientos. Lleva mallas y una camiseta de tirantes de encaje con una tira demasiado suelta que no deja de deslizársele por el hombro. Lleva el pelo rubio en un moño en lo alto de la cabeza que parece una piña, con mechones al lado de la cara, que se retoca mientras habla. Muchas veces pasa esto en la primera sesión: hay pacientes que llevan en los labios la historia que quieren explicar desesperadamente, con el anhelo de poderla sacar al fin. El problema con Kelley es que, incluso cuando empezamos a trabajar juntas, el volumen de sus palabras no cede. Empieza a hablar en cuanto le abro la puerta y no respira hasta que la cierro. Aunque esto es muy común cuando la gente empieza terapia, si el volumen del monólogo no disminuye, puede dificultar las sesiones porque no tengo espacio para hablar. Tengo que luchar para que se me escuche, interrumpirla a media frase. Sus palabras hacen que no pueda pensar e imagino que ella tampoco puede.

El tema, me comenta, es que está sobrepasada. Es como si estuviera al límite de su aguante, constantemente al borde de un ataque de pánico. «Soy demasiado sensible —me dice—. Lo siento todo. Es como si no tuviera piel, todo me cala».

Sus pensamientos ansiosos impregnan todos y cada uno de los elementos de su vida. Tiene una sensación constante de temor, siente que en cualquier momento le pasará algo terrible. No agarra el teléfono cuando la llaman por si es alguien con malas noticias. No se sube a ningún avión porque está convencida de que se estrellará, y cada dolor de cabeza que sufre podría ser un tumor cerebral. Se repite las situaciones una y otra vez, se preocupa por si dijo alguna tontería, por si gusta a los demás, por si los demás se enojan con ella.

Le pregunto cuánto tiempo hace que se enfrenta a esa situación. Me dice que siempre ha sido una chica ansiosa, pero que las cosas empeoraron cuando acabó la universidad. Las transiciones son un momento común en los que aparece la ansiedad, tanto si se trata de acabar la universidad, mudarse a una casa nueva, cambiar de trabajo, acabar con una relación, un divorcio, tener hijos, que los hijos mayores se independicen; cualquier cosa que desestabilice tu sentido de seguridad y te aporte incertidumbre puede desencadenar ansiedad.

Al no tener trabajo al salir de la carrera, ni tener idea de lo que quiere hacer, las opciones de futuro la aterrorizan. Quiere ser artista, pero no sabe por dónde empezar. Tiene que enfrentarse a una opción tras otra y no tiene ni idea de cómo averiguar qué quiere hacer. Todo es un dilema con un final catastrófico. ¿Y si intenta ganarse la vida en el mundo del arte y fracasa? ¿Y si presenta su candidatura para un trabajo y no la contratan? ¿Y si empieza un trabajo y al final lo odia? Quizá debería tomarse un año sabático, pero entonces se quedará atrasada respecto a todas sus amigas. ¿Y si no puede permitirse independizarse de casa de su madre? Tal vez debería trasladarse a otro país, pero ¿y si no lo soporta? Su vida romántica es más de lo mismo; en cada sesión me trae dilemas de citas que son cada vez más caóticas. ¿Debería responderle al mensaje? ¿Esa chica es una buena opción para ella? ¿Está pasando por alto señales de alarma?

Yo (y seguramente tú también) me siento agotada solo de escuchar las reflexiones de Kelley. Es difícil mantener un tema de conversación, ya que cambia de tema, se toca el pelo, gira los anillos que lleva... Me cuesta mantener la calma y la sensatez con este manojo de nervios efervescente delante de mí. Y a la vez, empatizo con la gran agonía que sufre, un recordatorio de lo incapacitante que puede ser la ansiedad.

¿Por qué tenemos ansiedad?

Es muy normal sentir ansiedad, especialmente en este mundo incierto en el que vivimos. Sentir un poco de ansiedad es incluso útil, ya que se trata de nuestro sistema de supervivencia diciéndonos que algo puede ser peligroso y necesita nuestra atención. Pero muchos de nosotros sentimos ansiedad constantemente. Nos parece que la ansiedad se nos está comiendo, que se apodera de nuestro cuerpo y no nos da espacio para ser nada más que un frenético manojo de nervios.

La ansiedad puede adoptar muchas formas: rumia mental, preocupaciones por la salud, ansiedad por las relaciones, miedo de lo que pensarán los demás de nosotros, pensamientos o comportamientos obsesivos, catastrofismo, y una sensación general de inquietud y temor. Se te presente como se te presente, es importante escucharla porque te está diciendo que hay algo que no va del todo bien.

Los síntomas de la ansiedad suelen tener un origen que desconocemos, y que es diferente para cada persona. Para algunas, la ansiedad será la consecuencia del trauma: nunca nos sentiremos lo suficientemente a salvo; estaremos hipervigilantes y sensibles por si las cosas nos vuelven a ir mal; nuestro sistema nervioso estará en alerta máxima. Para otras, la ansiedad puede tener un origen más relacional. Puede que sintamos ansiedad social porque nos sentimos inferiores a los demás; quizá sentimos ansiedad respecto a las relaciones porque tenemos miedo de que nos rechacen y necesitamos sentir que nos eligen a nosotros. O puede venir de cómo nos vemos a nosotros mismos: tal vez tengas ansiedad por los exámenes o el trabajo porque, en el fondo, crees que no eres lo suficientemente bueno. También puede ser una combinación de muchos factores distintos, un crisol que crea una sensación de inquietud.

¿Te das cuenta de que la ansiedad en sí no es el problema? Es una señal de que hay algo bajo la superficie. En vez de intentar librarnos de la ansiedad, tenemos que entender qué está intentando contarnos.

La catástrofe que ya pasó

Los pensamientos de ansiedad como los que tiene Kelley (de que pasará algo malo) suelen surgir de experiencias pasadas. En algún momento de la vida, seguramente le pasó algo malo. Por ejemplo, en una revisión de estudios sobre la depresión y la ansiedad, se demostró que el trauma infantil era uno de los factores de riesgo más significativos para padecer trastornos de ansiedad, y que la exposición al trauma se asociaba a un riesgo entre tres y cuatro veces mayor de padecer depresión y ansiedad.[1]

Proyectamos los recuerdos del pasado en el futuro para evitar que nos vuelvan a pasar. El miedo a que nos hagan daño, a meternos en líos o a que nos abandonen suele surgir de experiencias pasadas, de cuando estas cosas ocurrieron. Si tienes miedo al rechazo, por ejemplo, es probable que sea porque te hayas sentido rechazado en el pasado. La gente que no se ha tenido que enfrentar al abandono no suele temerlo tanto. Así que el origen de la ansiedad suele venir de la impotencia que sentiste en el pasado.

Tenemos que escuchar lo que nos dice esta ansiedad. Nos indica que hay una historia de nuestro pasado que necesita nuestra atención. Hablando del pasado y procesándolo, podemos reubicar los miedos que estamos proyectando en el futuro para que vuelvan donde tienen que estar, liberándonos para que podamos tener un futuro más creativo y esperanzador que nos atemorice menos.

Puede que no siempre sea un hecho concreto el que cause la ansiedad (una sensación de inestabilidad puede ser más sutil que un trauma localizado). Puede que crecieras con unos progenitores inestables que también tenían problemas de ansiedad, y que quizá te trasmitieron sus preocupaciones de que el mundo no es un lugar seguro. Si no recibiste suficiente seguridad emocional, puede que tengas una sensación de inseguridad, de que, si pasa algo malo, nada ni nadie te podrá proteger. Esto puede que nos haga sentir vulnerables y expuestos, y aquí es donde entra en escena la ansiedad. Al preocuparnos y obsesionarnos, nuestras mentes sienten que tienen un poco más de control, lo cual nos alivia del terror de sentirnos inseguros.

Mantener el control

Imagina que empiezas el día sintiéndote en calma y feliz, y entonces tu amiga te manda un mensaje un poco seco. Entras en pánico. ¿Qué has hecho mal? ¿Estará enojada contigo? ¿Qué le respondes? ¿Te odia? Repasas mentalmente todas las cosas que pueden haberla enojado. Como la tienes que ver la semana que viene, te imaginas todas las situaciones que se podrían dar, si estará rara contigo, qué podrás decir para que le vuelvas a caer bien.

Al obsesionarnos con lo que responderemos, tenemos la sensación de que podemos controlar lo que siente esa persona hacia nosotros. Está claro que no podemos, pero esto no evita que lo intentemos.

Como necesitamos relaciones para sobrevivir, podemos percibir el rechazo como una amenaza para nuestra vida (en un sentido físico). Así que muchos de nosotros tenemos miedo de no gustar a los demás; nos lo tomamos todo como algo personal e intentamos desesperadamente controlar las percepciones que tienen los demás de nosotros.

Una de las maneras clave de aliviar la ansiedad es aceptar aquello que no podemos controlar. Básicamente, si puedes soltar el control, la ansiedad amainará. La ansiedad que siente Kelley le da la sensación de tener el control. En cierto modo, catastrofizar acerca del futuro es un intento de gestionar el miedo a lo desconocido. Si aprende a aceptar que no puede cambiar ni controlar el futuro, puede que sea capaz de calmar esa parte ansiosa un poco mejor.

La ansiedad bloquea los sentimientos

A veces sentimos ansiedad porque es más seguro sentir ansiedad que cualquier otra cosa. Cuando sentimos ansiedad, esta se apodera de nosotros por completo; nos sudan las manos, puede que nos tiemblen las piernas, se nos seca la garganta, los pensamientos nos van a toda pastilla, el cuerpo se acelera; puede que nos cueste dormir, o comer, o hablar de cualquier cosa que no sea aquello que nos tiene preocupados.

Si te enseñaron que no podías tener determinados sentimientos y tus progenitores no podían aceptar tu dolor y consolarte correctamente, puede que creas inconscientemente que no deberías mostrar ciertos sentimientos. Cada vez que se desencadena ese sentimiento, la emoción real queda reprimida, y en vez de eso nos inunda la ansiedad por el hecho de tener ese sentimiento.

Sin embargo, aunque podamos percibir la ansiedad como algo muy grande y vivo, no es uno de los sentimientos principales. De hecho, la ansiedad nos bloquea el cuerpo para que no sintamos ninguno de los otros sentimientos.

Ahora puede que pienses: «Pero ¡si yo SÍ que siento! Mi problema es que siento demasiado». Esto es justo lo que sentía Kelley (y sin duda lo sentía todo intensamente), pero tener ansiedad no es necesariamente lo mismo que sentir.

A veces, dar demasiadas vueltas a las cosas y estresarse es una manera de mantener alejado algo más doloroso. Aunque te parezca que tienes muchas emociones intensas constantemente, a menudo sigue habiendo cosas en tu inconsciente de las que no estás al tanto; ninguno de nosotros lo estamos. La ansiedad puede ser un mecanismo para evitar los sentimientos y recuerdos más profundos y complejos que hay en nuestro inconsciente. Por ejemplo, cuando se acaba una relación, puede que nos consuma la ansiedad (pensamos constantemente, planeamos qué decir, nos obsesionamos con la otra persona), pero esta ansiedad es una manera de evitar que sintamos emociones más dolorosas de pérdida, duelo, ira y tristeza profunda.

¿Y SI TENGO DEMASIADOS SENTIMIENTOS?

Parece que Kelley sufre porque siente demasiado. Llora con facilidad, entra en pánico a la primera de cambio, es hipersensible y a menudo le cuesta calmar las emociones que la abruman. Hay algo en esta parte de ella que parece infantil, como si fuera una niña que no se puede calmar. Cuando a alguien no siempre le consolaban de pequeño, puede que de mayor le cueste consolarse a sí mismo. Me planteo si a Kelley, de niña, nunca le enseñaron a calmarse ella sola.

Si quedaron satisfechas la mayoría de nuestras necesidades durante la infancia (tuvimos padres y madres coherentes, calmados y en sintonía emocional), seguramente habremos aprendido estrategias para calmarnos cuando los sentimientos nos resultan excesivos. Sin embargo, si nuestros progenitores no fueron capaces de satisfacer nuestras necesidades, puede que hayamos aprendido que la gente no es de fiar, y esos sentimientos no acaban de calmarse nunca. Esto puede dejarnos con una especie de ansiedad constante.

También puede que tuviéramos padres o madres que ponían demasiado empeño en cubrir nuestras necesidades, con lo que no aprendimos a ser resilientes. Uno de mis psicoanalistas preferidos, Donald Winnicott,[2] explicó en su trascendental libro *Realidad y juego* que niños y niñas necesitan un equilibrio entre que se satisfagan sus necesidades y ser capaces de soportar un poco de frustración por no tenerlo todo al momento. Si, abrumados por sus incómodos sentimientos, pueden aprender a sobrevivir un corto periodo de tiempo antes de que sus padres atiendan sus necesidades, aprenden a calmarse solos.

Si nunca aprendiste a calmarte, puede que tengas la sensación de ser prisionero de tus emociones y de tus cambios de humor. Una gran parte del trabajo que se hace en terapia es aprender a calmarte a ti mismo, a tolerar la incomodidad y a regular tus sentimientos; hablaremos más de este tema en el siguiente capítulo (véase pág. 87).

En general, lo que nos cuenta la ansiedad es que hay algo que no nos hace sentir muy seguros. No siempre está claro de dónde viene esa falta de seguridad: quizá creciste en una zona donde estabas expuesto a la violencia; tal vez tus padres se peleaban mucho y, de pequeño, esto te asustaba; acaso tus padres tenían sus propios problemas de salud mental o forman parte de un grupo marginalizado al que se le ha hecho sentir inseguro. Tanto si viene de tu familia, de tus amistades o de la sociedad, la ansiedad es una pista de que, en algún rincón de ti, hay una criatura que, en realidad, no se siente a salvo en el mundo.

En el caso de Kelley, empiezo a sospechar que su ansiedad se ve exacerbada por unos límites poco marcados. Cuando vives en un mundo sin límites firmes, puede que te sientas muy inseguro y fuera de control, lo cual no deja de fomentar la ansiedad.

Límites

Un límite es algo que marca una frontera; es una línea personal que trazamos entre nosotros y otra persona. Los límites definen quiénes somos, lo que permitimos y lo que no. La gente habla mucho de los límites porque son lo que nos mantiene a salvo, evitan que los demás nos utilicen. Sin límites estamos totalmente a merced de los demás, creemos que no tenemos el control y sentimos ansiedad. Si una situación te hace sentir ansioso, puede que sea una señal de que tienes que marcar un límite para que puedas sentirte a salvo. Aprender a establecer límites sanos puede calmar la ansiedad, ayudándonos a sentir que tenemos más poder y un mayor control.

Los límites se aprenden durante la infancia. Puede que nos falten límites si nuestros padres no los tenían. La falta de límites parentales puede traducirse en:

- Progenitores narcisistas que nos hacían sentir responsables de sus sentimientos.
- Progenitores que tenían grandes expectativas para nosotros.
- Abusos; una situación en la que se violaban los límites de la criatura porque se le exponía al sexo o la violencia.
- Que nos hicieran hacer cosas que no queríamos hacer.
- No tener normas, que nunca nos dijeran que no o tener demasiado poder.
- Progenitores que no percibían a sus hijos como personas autónomas con mentes independientes.

¿Qué tienen que ver los límites con la ansiedad?

Los problemas de Kelley con los límites saltan rápidamente a la luz en las sesiones de terapia. Llega a las sesiones o demasiado pronto o demasiado tarde, a menudo se olvida de pagar, me hace preguntas sobre mí constantemente, como si no pudiera soportar no saberlo todo de mí o que hubiera algún misterio o diferencia entre nosotras.

La terapia es un mundo altamente dominado por los límites: llegas y te vas puntual; la sesión es a la misma hora cada semana; tienes que pagar cada mes; el foco de atención está en el paciente y no en mí. Se hace así por un motivo: los límites hacen que la gente se sienta segura. Es reconfortante saber que irás a la misma sesión a la misma hora cada semana, que la terapeuta siempre estará allí, que las cosas serán las mismas por lo general. Es un poco como tener una base de seguridad en nuestras relaciones de apego tempranas. Cuando la terapia es fiable y consistente, nos ayuda a sentir que nos contiene y nos sustenta, y así podemos abrirnos y correr más riesgos. Cuando las personas ponen los límites a prueba, como Kelley, normalmente significa que no les marcaron límites a ellas de los que pudieran aprender.

Le pregunto qué límites le ponían a ella en su casa. Se ríe y me dice: «¿Qué límites? Mi madre es mi mejor amiga —explica—. Es como si fuéramos la misma persona».

La madre de Kelley tuvo mucha ansiedad durante los primeros años de vida de Kelley. Cuando su marido falleció pocos meses después de que naciera Kelley, se empezó a preocupar por si no era una madre lo suficientemente buena. Eso en sí ya era una lucha, y la muerte de su marido desencadenó su miedo al abandono. Decidida a demostrar su valía, se obsesionó con asegurarse de que le caía bien a Kelley. En cierto modo, funcionó: eran muy amigas, se lo contaban todo, no tenían secretos, no se escondían nada.

Aunque puede que esta relación madre-hija al estilo *Chicas Gilmore* suene idílica, también tenía un lado oscuro. No había ningún tipo de intimidad. Su madre entraba en su habitación sin llamar a la puerta, entraba en el baño mientras Kelley estaba en la taza, hacía que Kelley se sintiera culpable si le pedía distancia o espacio, o expresaba alguna necesidad que fuera diferente de las de su madre. Como su madre estaba tan desesperada por tener una relación cercana y era tan sensible ante la cuestión del abandono, Kelley se sentía totalmente responsable de la felicidad de su madre. Así que fue perdiendo la habilidad de decir que no, y desarrolló un alto nivel de ansiedad. Luego se le generó aún más ansiedad a los ocho años, cuando su madre empezó a salir con hombres. Su madre llegaba a casa después de una cita, se acurrucaba en el sillón con Kelley y, aunque Kelley era demasiado pequeña para entenderlo bien, le contaba todos los detalles de su vida sexual como si fueran dos adolescentes.

Cuando a las criaturas se les hace crecer demasiado rápido, esto puede provocarles serios niveles de ansiedad, porque, en sí, que te expongan a ideas adultas o que te hagan sentir responsable por los sentimientos de tus progenitores es una violación de los límites. Estas criaturas también puede que acaben siendo codependientes en las relaciones en su vida adulta (véase pág. 255). Me planteo si a esto es a lo que se refiere cuando dice: «Es como si no tuviera piel». Quizá siente que no hay ninguna frontera entre ella y su madre, ningún sentido de intimidad o límite entre ellas.

Ahora, en la terapia, Kelley está haciendo lo mismo conmigo: no respeta los límites de la terapia, seguramente porque nunca le enseñaron a hacerlo. En la sección de codependencia (véase pág. 269) ahondaremos en el proceso de establecer límites, y descubrirás más sobre la historia de Kelley y cómo aprendió a sanar su ansiedad.

Ejercicio

Intenta recordar la última vez que sentiste que te brotaba la ansiedad por dentro.

Despierta la curiosidad. *Concibe tu ansiedad como la señal de un sentimiento bloqueado y despierta tu curiosidad. Para ello, tienes que encontrar la manera de dejar de lado los juicios. En vez de intentar combatirla o librarte de ella, intenta escucharla con compasión, como si se tratara de una criatura intentando decirte lo que le pasa.*

Entiende. *En realidad, la ansiedad es una señal de que hay algo más que espera ser experimentado, sentido. En vez de castigarnos por sentir ansiedad, podemos percibirla como una pista útil de que hay un sentimiento escondido bajo la superficie que tenemos que aceptar y reconocer.*

Siente. *Intenta llegar a lo que puede que se esconda detrás de estos sentimientos. ¿Qué puede haberlos desencadenado? ¿Tienes más sensaciones o sentimientos en estos momentos? Cuando sientas ansiedad, intenta encontrar un lugar tranquilo en el que puedas cerrar los ojos y centrarte en tu cuerpo. Escanéalo de los pies a la cabeza. ¿Dónde sientes la ansiedad? ¿Puedes imaginar que excavas para ver lo que puede que haya allí debajo? ¿Hay trazas de tristeza o latidos de ira? ¿Tal vez sea una onda de emoción o de miedo? Puede que sientas varias de estas cosas a la vez; quizá sea desconcertante estar* *emocionado y tener miedo a la vez, o estar enojado y feliz a la vez. Es muy normal tener más de un sentimiento simultáneamente. En vez de juzgar tus sentimientos, simplemente permítete sentir lo que sea que llegue a ti .*

Actúa. *¿Cómo te calmarías si fueras una criatura? En vez de enojarte o frustrarte con la ansiedad, intenta darte lo que necesitarías si fueras una criatura asustada. ¿Qué podrías hacer para sentirte más a salvo? ¿Hay algún límite que puedas marcar en esta situación que pueda hacerte sentir más arropado?*

Nuestros desencadenantes son nuestros maestros

A ver, no estoy diciendo que todo el mundo que esté leyendo esto y sufra ansiedad haya tenido experiencias similares a las de Kelley. Puede que algunos hayan tenido padres o madres que fueran justo lo contrario que la madre de Kelley (fríos y distantes, o evasivos en cuanto a sus sentimientos) y eso les generó otro tipo de ansiedad. El motivo de tu ansiedad será únicamente tuyo. Subsanar esa ansiedad consiste realmente en encontrar el motivo, procesar lo que hay debajo y luego darte lo que necesitas para sentirte a salvo.

Así que, en vez de intentar combatir tu ansiedad, pensemos en cómo cambiar la relación que tienes con ella. La ansiedad intenta protegerte para que no te vuelvan a hacer daño. Es una señal de que puede que tengas que establecer algunos límites, de que sientes que no tienes el control o de que hay aspectos de tu pasado que necesitan atención. Suena a cliché, pero tienes que aprender a dejar de odiarla. Tu ansiedad es la parte de ti que intenta mantenerte lejos del peligro.

Prueba darle las gracias y recordarle que ahora estás a salvo, así que ya puede dejar de preocuparse. Intentar librarte de los síntomas de la ansiedad no suele funcionar porque, si están allí, es por algo; tienen una razón de ser. Así que, en vez de intentar combatir la ansiedad, procura entenderla. Ten compasión de ella y hazle saber, de forma educada, que ya no la necesitas.

¿Qué ayudó en el caso de Kelley?

Con el paso de los meses, Kelley empieza a aflojar el ritmo. Empieza a llegar puntual y a pagarme cada mes. Deja de hacerme tantas preguntas personales. Empiezo a notar el cambio cuando llega puntual, se sienta, inspira profundamente y se reclina en la silla.

—¿De qué hablamos hoy? —pregunta animada.

Normalmente, las reflexiones ansiosas de Kelley empiezan antes de que se siente. Hoy está tranquila, presente, en paz.

—Te veo diferente —le digo.

Me mira.

—Sí, me siento extrañamente calmada. —Se detiene—. ¿Está mal?

Me río.

—Ahora sientes ansiedad por no sentir ansiedad.

Ella también se ríe y dejo constancia de la ligereza, de la sensación lúdica entre nosotras. Hay algo en Kelley que está cambiando.

Lo primero que pareció ayudar a Kelley fue cambiar su relación con la ansiedad. En vez de percibirla como una terrible aflicción de la que tenía que librarse, empezamos a prestarle atención, a escuchar lo que intentaba contarle.

—Me pasa desde que era pequeña —explicó Kelley—, cuando las cosas eran muy inestables y mi madre también estaba muy preocupada. Yo pensaba todo el tiempo que pasaría algo malo porque mi madre siempre estaba al límite.

Me planteé si la ansiedad que había desarrollado Kelley era, en parte, la ansiedad de su madre y, en parte, una voz que había desarrollado ella para sentirse a salvo cuando las cosas le daban miedo.

—¿O sea, que me intenta ayudar? ¿La ansiedad?

Asentí y Kelley frunció el ceño. Este pensamiento era nuevo, el hecho de que la ansiedad pudiera intentar protegerla en vez de hacerle la vida imposible. Lo único era que, al protegerla, ahora le estaba haciendo más mal que bien.

Entender por qué tu ansiedad está presente es el primer paso para cambiarla. En vez de combatirla, echarle la culpa o incluso odiarla, tienes que reconocer que es un síntoma de una parte de ti que está asustada y a la que tienes que dar la compasión que necesita para que se sienta a salvo y pueda bajar un poco la guardia.

En cuanto hablamos del pasado de Kelley, empezaron a salir otros sentimientos aparte de la ansiedad que solía predominar. Admitió que a menudo se ponía furiosa con su madre, pero que tenía la sensación de que su madre era demasiado frágil para lidiar con su ira. La falta de espacio personal, la dependencia, lo que se exigía de ella se habían ido acumulando en Kelley con los años, porque no había tenido un lugar seguro en el que expresar sus frustraciones. Esta ira era saludable; permitió que Kelley empezara a generar un cierto grado de independencia expresando sus diferencias respecto a su madre, estableciendo límites acerca de la frecuencia con la que comían juntas (un par de veces por semana en vez de cada día), los temas de los que hablaban (acabando la conversación cuando tenía la sensación de que su madre le estaba dando demasiada información sobre sus citas) y las decisiones que tomaba (comunicándole a su madre, cariñosamente, que ahora es adulta, que agradece su preocupación, pero que al final tomará sus propias decisiones). El hecho de establecer esos límites ayudó a Kelley a sentir que llevaba las riendas de su vida, como si ahora ocupara el asiento del conductor. Sentir que tienes un mayor control de tu vida, en vez de sentir que eres un capricho de otra persona, te genera una sensación interior de seguridad y fuerza. «Ahora me noto la piel un poco más gruesa —me anunció Kelley un día después de decidir que solicitaría plaza para hacer un curso de arte, lo cual implicaría que tendría que independizarse de casa de su madre—. Tengo la sensación de que ahora puedo soportar más cosas».

Más adelante, cuando había ya más sesiones en las que reinaba la calma en vez de la ansiedad, Kelley me preguntó: «No entiendo muy bien por qué me está funcionando esto. O sea, no entiendo la terapia. Ahora estoy mucho más calmada y menos preocupada, pero no logro adivinar qué es lo que me ayudó». Sonreí. Esta es una pregunta común, y una con la que yo también he luchado porque lo que ayuda es una combinación de muchas cosas; no hay una solución única. Si tuviera que decir qué es lo que ayudó a Kelley, diría que fue una combinación de procesar sus sentimientos del pasado, aceptar lo que no puede controlar en el presente y encontrar el máximo de estabilidad (aprendiendo a poner límites y a defender sus necesidades) para que el futuro no le dé miedo.

E incluso así, reducirlo a una única solución (sentir los sentimientos, poner límites o calmar el sistema nervioso) hace que se pierda uno de los aspectos más importantes, el factor casi mágico que es difícil de describir con palabras: la relación terapéutica en sí.

No es una coincidencia que Kelley empezara a poner límites en su vida justo cuando empezó a acostumbrarse a los límites de la terapia. Antes no había vivido la experiencia de que alguien pudiera sostener y soportar sus sentimientos. Esto era nuevo para ella: una relación segura y fiable con alguien que no se quería fusionar con ella, que no era demasiado frágil para lidiar con su ira y su miedo, que soportaba su independencia y era un ejemplo de cómo se ponen límites. No estoy intentando echarme flores ni de atribuirme los méritos de todo el trabajo que hizo Kelley, pero conozco de primera mano, de mis sesiones en terapia, el valor de experimentar una relación con alguien que puede sostenerte emocionalmente y ayudarte a sentirte así de seguro, especialmente si es algo que no tuviste en el pasado.

Por eso no hay ningún remedio rápido para la sanación, y por eso es difícil de resumir en pocos puntos, porque lo que funciona es una experiencia de algo diferente. No solemos mejorar de la noche a la mañana. No existe ese momento «ajá» en el que de repente todo cambia y tu ansiedad desaparece en un abrir y cerrar de ojos. Sanar es más bien tener un día bueno porque sí, luego una serie de días malos, luego otro día bueno... hasta que un día te das cuenta de que hace una eternidad que no tienes ataques de pánico ni episodios de ansiedad. Sanar es algo que aumenta gradualmente; es un proceso agradable y sin dramas. Y, desde luego, no implica que no vuelvas a sentir ansiedad en tu vida.

La ansiedad de Kelley no ha desaparecido por completo; evidentemente, sigue asomando la cabeza en momentos de incertidumbre y estrés. Pero ahora sabemos que cuando los pensamientos empiezan a ir a toda velocidad y surge el pánico, es una señal de que necesita bajar el ritmo, reflexionar acerca de lo que le está pasando en la vida, prestar atención a sus sentimientos, ajustar sus límites y hacer lo que pueda para encontrar estabilidad y calmarse.

Consejos para calmar la ansiedad en el momento

- **Céntrate y mantente firme.** Haz lo que puedas para sentir más control: nombra elementos de la habitación; utiliza las manos para hacer algo; fíjate en lo que puedes oír y tocar a tu alrededor.
- **Respira.** Exhala prolongadamente, y haz que la exhalación dure más que la inhalación. Esto te relajará el sistema nervioso.
- **Cuéntaselo a alguien.** Quedártelo dentro puede hacer la bola más grande. Si le cuentas a alguien de confianza cómo te sientes, esto te puede ayudar a calmarte en el momento.
- **Escribe.** Anota todos los pensamientos que te generan ansiedad para que no vayan dándote vueltas por la cabeza. Sin filtro; tan solo permítete expresarte libremente.
- **Muévete.** Libera la energía físicamente a través del cuerpo: sal a pasear, baila por la habitación, boxea, grita en un cojín. Procura dar espacio a tus sentimientos, expresándolos como sea que tu cuerpo quiera moverse.

- **Reflexiona.** En cuanto recuperes la calma, intenta pensar en lo que puede que la haya desencadenado, y si hay algún otro sentimiento enmascarado por la ansiedad.

Estas herramientas pueden ayudarte en el momento, pero no evitarán necesariamente que vuelva la ansiedad. Son técnicas para lidiar con la punta del iceberg, son útiles en el momento, aunque para reducir realmente la ansiedad a largo plazo tienes que hurgar bajo la superficie.

TRAUMA, ESTRÉS Y EL SISTEMA NERVIOSO

¿Por qué no me puedo relajar y cómo supero el trauma?

El reloj hace tictac. Una lucecita parpadea en la esquina del techo. En alguna parte, un motor traquetea. Los pasos de un vecino que va al baño. Una sirena lo suficientemente cerca como para oírla. Arlon suspira sonoramente. Se atreve a mirar el reloj. Cuatro de la madrugada. Vuelve a suspirar, más bien a gruñir esta vez, y se acuesta de lado. Lleva cinco noches seguidas sin dormir.

La habitación se va llenando de luz, y las consecuencias de otra noche sin dormir le inundan el cuerpo. Siente un martilleo en la cabeza, le pesan los ojos y le tiemblan las extremidades. Su estado de ánimo se resiente aún más; se siente deprimido e irritable, a punto de llorar.

La falta de sueño causa estragos en su sistema inmunológico. Se resfría casi todas las semanas; le salen erupciones cutáneas esporádicas, sin previo aviso; tiene dolores de cabeza en los momentos más inoportunos, a menudo durante periodos de mucho trabajo, cuando no puede permitirse tomar unos días de vacaciones. Se siente aletargado y dolorido, casi siempre enfermo, y nunca se acaba de sentir lo suficientemente bien como para dar el cien por ciento.

A Arlon le sale todo bien en la vida, si no fuera porque su cuerpo intenta ir en su contra.

Busca respuestas a lo que le ocurre. Pasa del médico de cabecera a especialistas, y acaba en un sinfín de citas médicas, de las que siempre sale con nuevas recetas para combatir problemas con nombres impronunciables. Le diagnostican fatiga suprarrenal, déficit de vitaminas, desequilibrio del microbioma intestinal y varias alergias. En lo que aborda un síntoma, le aparece otro, como en aquel juego en el que das mazazos a los topos y aparecen más.

Sufre a diario, está confundido y no tiene claro lo que le pasa.

Durante uno de los oscuros tramos de vigilia a regañadientes, escucha un pódcast sobre el estrés y la salud física. Desesperado por sentirse mejor, reserva impulsivamente una cita para terapia. Una sesión no le hará daño. A medida que se acerca la fecha, crece su ansiedad e inventa mil motivos por los que la terapia no le funcionará. Diez minutos antes de la sesión cancela. No es el tipo de persona que va a terapia, no necesita ese tipo de ayuda. Además, esto es algo físico, así que ¿qué podría mejorar hablando? Necesita soluciones, no hablar.

Se pasa otro año buscando la respuesta, cada vez más enfermo y estresado. Los dolores de cabeza se intensifican y son cada vez más frecuentes. La mayoría de las semanas tiene una especie de gripe. Casi no duerme, se despierta con los ojos rojos y la mente perturbada. Finalmente, después de haberlo probado todo, su pareja le convence para que vuelva a darle una oportunidad a la terapia. Demasiado agotado para discutir, cede. No tiene nada que perder.

¿Cómo nos hace enfermar el estrés?

¿Alguna vez te has encontrado tosiendo y farfullando, incapaz de salir de la cama después de un periodo estresante de tu vida? Quizá habías estado trabajando mucho, sin descanso, durmiendo mal, y de repente tienes la gripe. Es como si el cuerpo te dijera: «Ya basta, necesitamos descansar y recuperarnos». Cada uno tiene un cuerpo distinto: hay personas que tendrán intensos dolores de cabeza, otras dormirán mal, otras tendrán problemas estomacales y otras, intestinales. El cuerpo te está comunicando algo: necesita parar.

¿Qué pasa cuando este estrés es constante? ¿Cuando nuestro cuerpo lleva años estresado y con unos días en cama no le basta para calmarse? El estrés constante en el cuerpo puede derivar en otros problemas crónicos, como trastornos autoinmunitarios, cáncer, diabetes, infartos de miocardio e ictus.

Todo lo que nos ha pasado en la vida vive en nuestro cuerpo, tanto si es positivo como negativo, tanto si lo recordamos como si no. Nuestro cuerpo es el recipiente constante que experimenta todo lo que nos pasa. A medida que vivimos la vida, nuestro cuerpo se adapta constantemente para sobrevivir.

Cuando las cosas son demasiado traumáticas, mente y cuerpo se separan, y todas las partes difíciles quedan reprimidas en el inconsciente. Nuestra mente puede que olvide nuestras experiencias negativas, pero nuestro cuerpo no. Puede que te notes la mente totalmente relajada, como si el pasado no te afectara para nada, pero el cuerpo te cuenta otra historia.

¿TE HAS ATASCADO EN LA RESPUESTA AL MIEDO?

El psiquiatra Bessel van der Kolk[1] detalla los efectos del trauma en el cuerpo, así como una amplia gama de diferentes tratamientos para ayudar a combatirlo, en su libro superventas *El cuerpo lleva la cuenta.*

Explica que el trauma es básicamente una gran sacudida para el sistema. Cuando tenemos miedo, nuestro cuerpo activa la respuesta al miedo (luchar, huir, paralizarse o debilitarse) y segrega adrenalina, cortisol y otras hormonas del estrés.

Para liberar la conmoción y salir de la respuesta al miedo, se tienen que procesar las emociones. Sin embargo, cuando la conmoción no se libera (lo cual suele pasar en el caso de los humanos), se queda atrapada en el cuerpo y el inconsciente, y el sistema nervioso se queda atrapado en el modo miedo. Si no te dieron el espacio para procesar tus sentimientos después del trauma, siguen atrapados en tu cuerpo y el sistema nervioso permanece en un estado agudizado.

Cuando estás atascado en este estado constante de miedo y alerta, no ves la diferencia entre una amenaza real y una amenaza percibida, con lo que, igual que una alarma de incendio excesivamente sensible, tu sistema nervioso se dispara con cualquier ligera noción de peligro, liberando todas las hormonas del estrés y desencadenando de nuevo la respuesta al miedo. Las personas que sufrieron un trauma puede que reaccionen exageradamente a ruidos estridentes o que sean muy sensibles ante los estados de ánimo de los demás. Puede que nunca se sientan relajadas, que les cueste estar quietas, o que sean asustadizas o estén hiperalertas porque su sistema nervioso está atascado en un estado de miedo, preparado por si vuelve a pasar algo malo.

¿Por qué a los humanos nos cuesta completar el ciclo de estrés?

¿Sabías que cuando a los animales como los antílopes, presas habituales de otros animales, les persiguen los leones y logran escapar, les tiembla todo el cuerpo de miedo por lo que acaba de pasar? En su libro *Curar el trauma*,[2] el doctor Peter Levine desveló que los animales salvajes no suelen tener un sistema nervioso desregulado de la misma forma que los humanos. Se dio cuenta de que los antílopes tiemblan para liberar toda la adrenalina y las hormonas del estrés de la conmoción. Después de acabar de temblar y de haber liberado las hormonas del estrés, el antílope vuelve a dar saltos, se desempolva y continúa como si nada hubiera pasado. El ciclo del estrés está completo.

Para los humanos no es tan sencillo. Enterramos nuestros sentimientos si no los podemos expresar o hablar de ellos, porque tenemos miedo de que, por culpa de eso, nos rechacen, especialmente si nuestros padres no estaban en sintonía con nuestros sentimientos o no se les daba bien regular sus propios sentimientos.

De jóvenes somos mucho más vulnerables y dependemos de los demás para sentirnos a salvo. Así que si experimentamos traumas cuando somos jóvenes y no tenemos a una figura parental que pueda consolarnos, nuestro sistema nervioso puede que permanezca en modo miedo durante gran parte de nuestra vida adulta.

Es posible que ni siquiera nos demos cuenta de que estamos en modo miedo porque lo normalizamos tanto que ni lo percibimos, así que aquí tienes algunas señales clave de que tu sistema nervioso no está regulado.

Síntomas de un sistema nervioso desregulado

- Dificultad para conciliar el sueño o mantenerte dormido.
- Dolores de cabeza.
- Problemas autoinmunes.
- Problemas intestinales y digestivos.
- Deterioro de la memoria.
- No sentirse nunca relajado.
- Ansiedad y ataques de pánico.
- Fatiga crónica.
- Ira explosiva.
- Autoestima baja.
- Dificultad para consolarse.
- Problemas cutáneos e inflamación.
- Adicción.
- Trastornos alimentarios.
- Sensación de estar emocionalmente anestesiado o disociado.
- Ser incapaz de estar quieto.
- Dolor crónico.
- Catastrofizar.
- Estar enfermo a menudo.
- Hipervigilancia: ser asustadizo o demasiado sensible a los ruidos fuertes.

Si padeces alguno de estos síntomas, sin ningún motivo físico claro que te indique por qué lo sufres, podría ser una señal de que tu cuerpo está más estresado de lo que crees. A menudo, los problemas de salud física son una señal de que el cuerpo está expresando lo que la mente no puede expresar. Estar atascado en la respuesta al estrés tiene un impacto en nuestro sistema inmunitario, lo cual puede impedir que seamos capaces de combatir una enfermedad. Existen innumerables estudios que demuestran la relación entre los niveles altos de estrés, el trauma y los problemas de salud física como el cáncer, la diabetes, los paros cardíacos y los ictus, los trastornos autoinmunes, los problemas intestinales, los trastornos del sueño, etcétera.[3] Incluso si no eres consciente de que estás estresado o de que has vivido traumas, tu cuerpo puede que te esté diciendo algo que no quieras escuchar. Así que, en vez de ignorarlo, intenta prestar atención a lo que puede que te esté intentando contar.

El apego y el sistema nervioso

No todos los sistemas nerviosos estresados lo están a causa de un único episodio traumático, como un accidente de tráfico, o violencia física o verbal; el sistema nervioso también puede sufrir las consecuencias de ciertos estilos de apego (véase pág. 241). Las relaciones seguras son esenciales para proteger a niños y niñas, ya que no son capaces de regularse durante los primeros años de vida. Cuando los progenitores son lo suficientemente buenos, puede darse un proceso de corregulación, con el que ayudan a sus hijos a regular su estado emocional, para que sean capaces de calmarse y consolarse solos cuando sean mayores. Las relaciones con un apego inseguro pueden derivar en una corregulación inadecuada del sistema nervioso, lo cual da lugar a un sistema nervioso desregulado en la vida adulta.

Esto es especialmente cierto si los padres son la causa del estrés. Cuando no es posible recurrir a la respuesta habitual al estrés (acudir al progenitor), las criaturas no encuentran la manera de regular sus propios sentimientos sin recurrir a herramientas externas (como la comida, la disociación, la represión, la evasión, o ser excesivamente sensibles). Como las criaturas están aún en desarrollo, la regulación inadecuada a esa edad puede tener consecuencias significativas en el cerebro, el sistema nervioso y la salud física.

El sistema nervioso de Arlon

Me doy cuenta de lo asustadizo que es Arlon en una de nuestras primeras sesiones. Me está hablando de una situación del trabajo. Estaba haciendo una presentación para un cliente cuando empezó a sentir que le empezaba una migraña. Los bordes de su campo de visión empezaron a nublarse y él intentó seguir, deseando que no notaran cómo le chorreaban las axilas o cómo se retorcía con cada palabra. Mientras me está describiendo la mirada severa de su jefe, suena el timbre. Arlon se sobresalta. Toma aire bruscamente y se sienta con la espalda erguida. Palidece. Es como si hubiera rugido un león o hubiera estallado una bomba. Me mira con las pupilas dilatadas, como un niño que busca consuelo, que necesita que alguien le diga que todo está bien.

—Disculpa —intento decir con suavidad, para calmar su terror—. Me da la sensación de que esto te asustó.

—No pasa nada —dice. Una versión bien educada de «no me molestes».

Respeto su defensa y espero. Le tiembla el labio inferior.

—Creo que llevo toda la vida asustado —añade.

Puede que pienses que estos dos elementos no están conectados (el hecho de que Arlon sea asustadizo y sus problemas de salud física), pero apuesto a que Arlon vivió algún trauma que hizo que tuviera miedo crónico (es decir, tiene el sistema nervioso desregulado), lo cual puede ser el motivo por el que no se encuentra bien tan a menudo.

Por eso intento entender qué puede haberle pasado a Arlon para tener tanto miedo.

¿Por qué nos quedamos atascados en la respuesta al miedo?

Puede que pensemos que este tipo de sobresaltos son una forma de estrés postraumático (TEPT), que se desarrolla después de haber ido a la guerra, de haber sufrido un accidente de tráfico o de haber sido víctima de abusos. Aunque estos acontecimientos son sin duda traumáticos, sabemos que hay diferentes niveles de trauma. Tu sistema nervioso se puede desregular tanto como resultado de un Trauma en mayúscula como de un trauma en minúscula. La respuesta al miedo será más severa en personas que hayan experimentado abusos sexuales, físicos o emocionales, o desatención, pero el sistema nervioso se puede desregular igualmente con los traumas en minúscula.

Los niños pueden quedar traumatizados con cualquier experiencia en la que no se satisficieran sus necesidades, lo cual, si no se procesa adecuadamente, puede crear una respuesta extremadamente activa al miedo. Puede que no recuerdes con claridad que te haya pasado algo malo de pequeño, pero seguramente tu cuerpo sí lo recordará.

Tener un progenitor con un sistema nervioso desregulado también puede provocar que nuestro sistema nervioso se desregule. Tal vez uno de nuestros progenitores padezca ansiedad, o ira, o algún trauma. Incluso si tú no experimentaste ningún trauma evidente, el hecho de que te críe alguien cuyo sistema nervioso está en un modo de alerta máxima puede impedir que aprendas a calmarte y a sentirte relajado, con lo que tú también estás en un modo de alerta máxima. Con su manera de reaccionar a las cosas, te enseña que el mundo no es un lugar seguro.

Ejercicio

---

1. *Fíjate en lo que te pasa en el cuerpo. Respira hondo y sé consciente de cualquier sensación.*
2. *Ánclate en algo seguro. ¿Puedes pensar en algún momento en el que te hayas sentido calmado y seguro? Recuerda cómo lo percibiste en el cuerpo. Imagínate en ese contexto, completamente relajado y sin preocupaciones, y recurre a eso siempre que necesites centrarte.*
3. *Piensa en algún momento en el que sintieras estrés. No tiene por qué ser un gran trauma. Empecemos con algo pequeño. ¿Cómo te sentías cuando estabas estresado? ¿Dónde lo notabas? ¿Qué hace tu cuerpo ahora cuando lo recuerdas? ¿Tu cuerpo experimenta algún cambio respecto al estado de calma? Permite que surjan los sentimientos que sean. Si quieres llorar, llora; si quieres gritar, grita; deja que tu cuerpo haga lo que quiera. ¿Te viene alguna imagen o palabra a la mente? Percíbelo todo sin juzgar.*
4. *En cuanto te sientas preparado, vuelve a tu lugar seguro, anclado. Fíjate cómo cambia tu cuerpo. ¿Sientes cómo te relajas? ¿Qué cambios percibes en la respiración, en el pecho o en otras zonas de tensión? Tómate tu tiempo y deja que el cuerpo llegue a un estado de calma.*

Este ejercicio es un primer paso para ir del estrés a la seguridad. Al permitirte procesar los sentimientos de un acontecimiento estresante, liberas esas hormonas del estrés, como un antílope sacudiéndose, y luego permites que el cuerpo vuelva a la calma y la seguridad.

Este tipo de ejercicio se puede utilizar después de cualquier episodio estresante para ayudarte a procesarlo en el momento, y que no tengas que dejar tu cuerpo atascado en la respuesta al miedo. También se puede utilizar para procesar acontecimientos traumáticos, pero te animo a hacerlo con un profesional que pueda ayudarte a sentirte realmente seguro y a procesar el trauma lentamente y con seguridad.

Cómo empezó a sanar Arlon

Después de descubrir lo que es la respuesta al miedo, Arlon se da cuenta de que su sistema nervioso lleva toda la vida en alerta máxima. Para Arlon, dormir es peligroso. Es el momento en el que es más vulnerable y no puede protegerse. Juntos llegamos a la conclusión de que su cuerpo no le deja dormir porque necesita tener un ojo abierto por si pasa algo malo.

Su proceso de sanar tiene varias capas. Hablamos de las cosas escalofriantes que le pasaron cuando era pequeño. Cómo iba con pies de plomo en la relación con su padrastro, intentando decir y hacer siempre lo correcto para que no se enojara. Cómo se le erizaba la piel cuando oía los neumáticos en la gravilla. Cómo se tapaba con las sábanas por encima de la cabeza intentando dejar de oír los cristales rotos y los gritos de su madre en el piso de abajo.

Trabajamos ayudando a su mente y a su cuerpo a entender que ya no corre peligro. Antes de nada es importante que él explique su historia. Esto es, en parte, porque nunca había hablado de él mismo de una forma reflexiva, y en parte, porque tenemos que construir una sensación de seguridad entre nosotros antes de poder empezar a conectar su historia con los difíciles sentimientos que tiene en su cuerpo. Luego empezamos a trabajar para que conecte con su cuerpo. En cada sesión le pregunto qué le está pasando en el cuerpo, cómo se siente y dónde nota alguna tensión. Al principio es difícil; más que nada siente ansiedad, se siente asustadizo, incapaz de permanecer con un sentimiento durante mucho tiempo. Pero a medida que avanzamos, las cosas son cada vez más fáciles. Empieza a notar un miedo en la nuca, una sensación de pánico burbujeando en los dedos. También percibe sensaciones placenteras: un resplandor cálido en el pecho o un ancla reconfortante al tener la espalda contra la silla.

A medida que conecta más con su cuerpo, empieza a exportar esta práctica también fuera del consultorio. Utiliza una aplicación de mindfulness y se une a un grupo de respiración con el que, una hora por semana, se centra en la respiración y en relajar el cuerpo. Después de estas sesiones, se da cuenta de que concilia un sueño un poco más profundo. A lo largo del día conecta más con su cuerpo, de forma natural, y nota cuándo se siente más estresado y al límite, en comparación con cuándo se siente relajado.

Después de lo que denomina los días «efervescentes», hace un esfuerzo consciente para llegar a casa y hacer algún ejercicio de respiración profunda o salir a pasear tranquilamente para calmarse. También percibe el burbujeo en el trabajo. Cuando las cosas realmente se ponen efervescentes y se siente totalmente abrumado, se toma cinco minutos para respirar profundamente en el baño o sale a dar una vuelta a la manzana.

No se cura milagrosamente de la noche a la mañana. Viene a terapia con la cabeza hecha un lío después de una semana sin dormir, frustrado porque todo este esfuerzo no le está sirviendo de nada. «Sé que es frustrante —le digo—, pero llevas toda una vida asustado, date tiempo». Arlon persevera y, lentamente, sin que nos demos cuenta ninguno de los dos, empieza a mejorar. Duerme ocho horas seguidas por primera vez desde hacía años.

¿Cómo se cura el trauma?

En primer lugar, es importante que sepas que la sanación profunda de un trauma es posible. Procesar un trauma puede tener consecuencias de por vida para la gente. Esto no significa que llegues a liberarte por completo de los efectos del trauma. La realidad es que no podemos deshacer un trauma, pero podemos encontrar la manera de convivir bien con él.

A menudo, la gente me pregunta cómo sanar un trauma, y cuánto tiempo se tarda en hacerlo. Es difícil dar una respuesta clara, porque sanar es algo multifacético, y a cada persona le funciona una cosa distinta. Cualquiera que haya experimentado un trauma responderá de forma diferente a los desencadenantes y a los tratamientos. Incluso para una única persona, puede que un único tratamiento no sea la respuesta; sanar suele ser una combinación de diferentes prácticas para cuerpo y mente.

El primer paso es aceptar que hubo un trauma. Si esta palabra te parece demasiado fuerte para lo que has vivido tú, puedes darle otro nombre. Puede que, en tu infancia, no se cubrieran algunas de tus necesidades. Lo importante es reconocer que el pasado te afectó.

Luego, el objetivo es hacer que te sientas a salvo en tu cuerpo y toleres tus sentimientos enterrados. Al conectar con los sentimientos y recuerdos que tienes atrapados en el cuerpo, puedes liberarlos. Para salir de la respuesta al miedo en la que está atascado tu sistema nervioso, tu cuerpo tiene que aprender que ahora está a salvo, que el peligro del pasado ya se acabó. Esto puede revertir la separación entre cuerpo y mente, verbalizando lo que te pasó como una manera de reintegrar los sentimientos que habían quedado apartados.

Incluso si no recuerdas un acontecimiento conscientemente, tu cuerpo puede que lo recuerde. Notando las sensaciones del cuerpo y permitiendo que los sentimientos salgan a la luz, puedes empezar a liberar el trauma.

Aunque puede resultar muy útil encontrar un sentido a las cosas que nos pasaron, no basta con verbalizarlas. Para procesar realmente un trauma tienes que conectar físicamente con él. Hablar de un trauma sin conectar con los sentimientos no siempre ayuda, porque lo que estás intentando liberar son los sentimientos inconscientes que se habían quedado atrapados en tu cuerpo.

En *El cuerpo lleva la cuenta,* Bessel van der Kolk escribe que el cuerpo necesita «experiencias que contradigan profunda y visceralmente la indefensión, la ira o el derrumbamiento resultantes del trauma».

Cuando los sentimientos reprimidos pueden experimentarse y no pasa nada malo, tu mente y tu cuerpo pueden aprender que ya no hay nada que temer y pueden empezar a salir de la respuesta al miedo.

Tres reglas de oro para sanar un trauma

1. **Tómate tu tiempo.** Como tienes que sentirte a salvo para poder conectar realmente con el dolor emocional, este proceso puede ser largo. No es algo que deba acelerarse. La prioridad es asegurarte de que te sientes a salvo y no sentirte demasiado abrumado. Esto puede implicar que tengas que repetir las cosas una y otra vez, pero cada vez que lo hagas, puede que vayas un poco más allá y conectes un poco más con los sentimientos.
2. **No te retraumatices.** Volver a los detalles exactos de las cosas que te pasaron puede ser traumatizante, puede volver a saturarte el sistema nervioso, como si revivieras el trauma. Procesar no consiste tanto en reproducir las cosas traumáticas que te pasaron, sino en permitir que los sentimientos o imágenes del pasado puedan salir a la superficie. Muchas veces, no tenemos que repasar una y otra vez acontecimientos pasados, sino que puede que algo que te pasa en la vida presente actúe de desencadenante. En vez de retroceder en el trauma, podemos trabajar con los sentimientos que te surgen aquí y ahora.
3. **Pide ayuda.** Esto no es fácil hacerlo en solitario. Aunque tú seas la única persona que pueda curarte, tener un testigo que lo experimente contigo y que te ayude a sentirte a salvo puede ser reparador. Muchas veces enterramos los sentimientos porque aprendimos que no estamos a salvo si nos mostramos vulnerables ante otra persona. El simple hecho de conectar con esos sentimientos en presencia de otra persona es lo que puede ayudarnos a volver a sentirnos a salvo.

Consejos para sentirte a salvo en tu cuerpo

- **Corregulación.** En terapia, sentarte con alguien que pueda ser testigo de tu dolor, así como contenerlo y soportarlo, puede ayudarte mucho a calmar tu sistema nervioso. Al darte cuenta de que esa otra persona está bien, de que no explotó ni te abandonó por mostrarle tu vulnerabilidad, tu mente y tu cuerpo aprenden que no pasa nada por experimentar estos sentimientos, que ya no tienes que tener tanto miedo. Cuando una figura parental regula los sentimientos de sus hijos, estos acaban aprendiendo a regularlos solos. Pero si has experimentado un trauma, puede que nunca hayas aprendido a regular. Es un proceso parecido al que sucede en terapia, cuando te regulas en colaboración con una persona experta que te ofrece las herramientas para que luego puedas consolarte tú.
- **Respiración.** Cualquier práctica de mindfulness lenta como el yoga, la respiración o la meditación puede ayudarte a calmarte y sacarte de esa respuesta al miedo. Una manera demostrada de calmar tu sistema nervioso es haciendo que la exhalación sea más larga que la inhalación. Inspira durante cuatro segundos y exhala en ocho. Hazlo durante diez minutos cuando estés estresado y fíjate en la calma que sientes después.
- **Mover el cuerpo.** No me refiero a hacer ejercicio, aunque esto también tenga muchos beneficios para tu salud mental y física. Me refiero a mover el cuerpo para expresar sentimientos. Quizá quieras gritar, aporrear una almohada o chillar contra un cojín. Tal vez quieras moverte lentamente, abrazarte y mostrar ternura. O

quieras echarte a correr para simular la respuesta de huida. Sea lo que sea que tu cuerpo quiera hacer, deja que se mueva como quiera. Piensa en el antílope que tiembla para liberar las hormonas del estrés. Si te sientes ridículo, no pasa nada; sentirse ridículo es un precio insignificante que pagar.

- **Contacto físico y masaje.** Volviendo a conocer tu cuerpo, tocándote y permitiendo que te toquen los demás, le estás enseñando que estás a salvo estando en tu cuerpo y le animas a relajarse para que entre en un estado más regulado y calmado. Esto puede incluir abrazos de una pareja que te aporte seguridad, masajes profesionales o tocarte a ti mismo, abrazándote o acariciándote.

Finalmente, una parte importante de sanar es reconocer que nunca acabamos de estar totalmente curados y cuidar las partes heridas de nuestro ser, mostrándonos compasivos y comprensivos con nosotros mismos en vez de autocríticos. Esto puede que implique reconocer que en una fiesta abrumadora necesitemos diez minutos a solas, o no aceptar demasiados compromisos estresantes en el trabajo, más que compararnos desfavorablemente con personas que parecen ser capaces de gestionarlo todo con facilidad. Puede que nunca seamos totalmente capaces de deshacer lo que nos pasó, pero podemos aprender a aceptarlo y a vivir diferente con ello.

ADICCIÓN

¿Por qué no puedo parar?

Lo primero que hace Lana en cuanto nos sentamos es sacar el teléfono y enviar un correo electrónico rápido antes de que empecemos la sesión. Me siento un poco desairada, pero eso me da la oportunidad de observarla: traje gris oxford, tacones, pelo peinado hacia atrás, ceño fruncido y concentrado. Lo segundo que hace es preguntar si las sesiones pueden ser de treinta minutos en vez de los cincuenta minutos habituales. En ese momento está muy ocupada en el trabajo y no tiene claro si puede dedicar una hora entera de su tiempo a la terapia.

¿Qué es exactamente lo que me está diciendo Lana? Me está diciendo que el trabajo es más importante para ella que la terapia, que esto no es una prioridad para ella, que quiere controlar los límites de nuestro tiempo. La terapia suele empezar con una lucha de poder de este tipo: a veces, la gente tiene que poner a prueba tus límites para asegurarse de que eres un lugar seguro, que no te van a tirar si te empujan. Aunque puede que parezca que a Lana le podría resultar útil adaptar los horarios, tengo la sensación de que lo que quiere es que le transmita que está a salvo conmigo, que hay unos límites marcados aquí, y que ella no puede llevar las riendas.

Le digo que las sesiones duran cincuenta minutos. Pone los ojos en blanco, pero acepta intentar que las sesiones completas le funcionen, lo que tomo como una señal de que superé su primera prueba de límites.

Luego me dice explícitamente que ella no tiene ningún problema. Se preocupa por su salud, rara vez bebe, nunca ha fumado, hace ejercicio tres veces por semana y está totalmente entregada al trabajo. Es complicado ser una mujer en un sector como el derecho, dominado por los hombres, pero es muy trabajadora y ahora es una abogada muy bien considerada. La gente le tiene miedo, me dice orgullosa. Lo entiendo. A mí también me da un poco de miedo. No se lo digo, por supuesto, y dejo que continúe. Con los años, cada vez se encuentra sometida a más presión y el trabajo se ha convertido en el único foco en su vida. Lana no duerme mucho. Se despierta a las seis para llegar pronto a la oficina y se va a las nueve de la noche (con suerte). «Vine por Antony», explica. Su pareja, Antony, tiene la sensación de que les está descuidando a él y a sus hijos. Apenas ve a Lana; los niños preguntan por qué su mamá no cena con ellos o por qué no va a ninguno de sus partidos.

«No quiero ser un padre soltero —le dice él—, pero así es como me siento». Él no quiere dejarla, pero puede que no le quede otra alternativa si ella no encuentra una manera de tener unos límites más firmes con el trabajo. Y por eso Lana está aquí, a regañadientes, para salvar su matrimonio. No tiene ninguna intención de reducir la carga de trabajo.

La primera vez que llega veinte minutos tarde le otorgo el beneficio de la duda. No se podía escapar de la reunión; no volverá a pasar. Hacemos una sesión de media hora, en vez de una completa, tal y como me había pedido al principio. La segunda y tercera vez sigo sin decir nada, esperando a ver si se adapta a llegar puntual. La cuarta vez ya empiezo a tener la sensación de que está siguiendo un patrón. Un patrón, en la terapia, suele ser una comunicación inconsciente de algo. Pero aún no estoy convencida de lo que es.

Igual que Antony, empiezo a sentirme descuidada, como si no le importáramos ni yo ni la terapia, y empiezo a plantearme si realmente se preocupa por sí misma o no. Si vierte su energía en el trabajo, ya no tiene que pensar en ella. Así que cuando finalmente llega, veinte minutos más tarde, le pregunto si se siente incómoda con una sesión entera, si intenta evitar algo con el hecho de llegar tarde.

—No —dice—, es que simplemente priorizo el trabajo.

—¿Por encima de ti? —le pregunto—. Este es tu momento para ti.

Pone los ojos en blanco.

—Suenas igual que Antony.

Esta no es la clásica estampa de una persona adicta, pero la adicción, en realidad, es cualquier comportamiento compulsivo utilizado para gestionar el dolor psicológico. Lana no puede dejar de trabajar, y sospecho que es porque, si lo hace, tendrá que lidiar con el dolor.

Nathan

Por el contrario, las adicciones de Nathan son más convencionales. Ha tenido problemas con las drogas y el alcohol desde los catorce años. Al principio, simplemente seguía el ritmo de los demás, pero ahora tiene treinta y cinco años, sus amistades están empezando a sentar cabeza y se da cuenta de que es el único que sigue queriendo salir de fiesta cada fin de semana. Su posición en el trabajo peligra, a menudo llega con resaca, y se ha puesto en ridículo más de una y de dos veces en las fiestas de empresa. Su pareja lo dejó recientemente porque quería estar con una persona más seria, no tan caótica. Incluso su hermano intentó organizar una intervención.

Nathan empezó a beber para encajar. Había chicos de un curso superior que se metían con él porque era afeminado y amanerado. La gente empezó a rumorear que era gay antes de que ni siquiera entendiera lo que significaba. «Iba a una escuela de chicos en los noventa —me contó—. La palabra "gay" era un insulto en aquel entonces. Nadie quería relacionarse conmigo». El acoso escolar era sutil pero insidioso: risas disimuladas cuando entraba en una clase, apartaban los pupitres para que estuvieran lo más alejados posible, y siempre era el último elegido cuando se formaban equipos. Sus amigos le dieron la espalda por miedo a que los condenaran por asociación. Nathan pasó la mayor parte de sus recreos solo y afligido.

Un día, el cabecilla y sus seguidores se metieron a los vestidores mientras Nathan se estaba bañando después de educación física. Tuvo que reunir todas sus fuerzas para contener las lágrimas mientras se reían de él, empapado, con la toalla, mientras, aterrado, intentaba recuperar su ropa. Más tarde, encogido en el despacho del director, con ropa mugrienta de objetos perdidos, se prometió a sí mismo que no dejaría que le volviera a ocurrir algo parecido. Tenía que hacer algo para impresionarlos, demostrarles que era un hombre, que era aceptable y que agradaba.

Al día siguiente llegó a la escuela con una ofrenda: una botella de ron de la cava de su padre. Se pusieron a darle tragos asquerosamente empalagosos en un rincón del gimnasio a la hora de comer. No podía creer que su plan estuviera funcionando. Un día lo estaban humillando y al día siguiente estaba bebiendo con los chicos más populares. Se limpiaron la boca con la manga y escondieron la botella vacía detrás de un árbol.

—¿Nos puedes conseguir otra?

—Claro —asintió Nathan como si su vida dependiera de ello.

Fue pagar ese impuesto de una botella al día y empezaron a aceptarlo en el grupo. Pasó de que le dieran palizas y se burlaran de él a que lo invitaran a las fiestas. Dejaron de insultarlo por ser gay, y en cuanto entendió su sexualidad, no se atrevió a salir del clóset por miedo de lo que pudieran hacerle. Y en vez de eso, bebió. Cuanto más alocado era su comportamiento, más lo aceptaban. Siempre era el que estaba más borracho en todas las fiestas, el que compraba las credenciales de identidad falsas para sus nuevos amigos, el primero que fumó un churro y luego el primero en tomar pastillas. A base de beber ganó respeto y poder. Lamentablemente, esta no era una solución a largo plazo. Ahora que es adulto, la gente ya no lo respeta. De hecho, cuando es el último en irse de un bar cuando ya encienden las luces, siente que lo miran igual que lo miraban en la escuela, como si fuera un perdedor patético. Pero ahora Nathan ya no puede parar.

Esto es lo que define la adicción: no la sustancia o el comportamiento en sí, sino algo que uno no puede parar. ¿Por qué no podemos parar? ¿Por qué Lana no puede trabajar menos para salvar su relación? ¿Por qué Nathan no puede dejar de beber como todo el mundo le dice que haga? ¿Por qué yo no podía dejar de comer?

No podemos parar porque el comportamiento adictivo sirve a un propósito importante: nos protege del dolor. Por mucho que la adicción y las terribles consecuencias que pueda acarrear conlleven dificultades posiblemente peores, nuestra mente piensa que el dolor original que estamos bloqueando es más peligroso. Al distraernos y bloquear la ansiedad subyacente para que no nos llegue a la mente, estamos huyendo de la verdad inconsciente que no queremos afrontar.

¿Qué provoca la adicción?

Para poder curar la adicción tenemos que entender qué es el dolor emocional y por qué no somos capaces de consolarnos a nosotros mismos. Los bebés dependen de sus progenitores para aprender a consolarse. Una figura parental segura le enseñará a su criatura que sus sentimientos se pueden gestionar y lo hará siendo capaz de sintonizar con las necesidades de su bebé y ayudándole a calmarse. En su mayoría, esto no tiene nada que ver con las palabras. Una figura parental segura, que responde a las necesidades de su criatura, hará que esta se sienta a salvo, lo cual calmará su sistema nervioso y le enseñará a regular sus sentimientos. Si tus progenitores estaban estresados o deprimidos, estaban ausentes, no tenían cultura emocional o eran activamente abusivos, puede que no te hicieran sentir a salvo o en calma. Esto nos lleva a encontrar otras maneras de gestionar nuestras emociones, a través de comportamientos adictivos que liberan hormonas placenteras y gratificantes que, en el momento, nos hacen sentir en calma.

Intentamos llenar un vacío de cuidado y atención que no recibimos en su día. En su trabajo sobre el narcisismo, el psicólogo Heinz Kohut concibe la adicción y la salud mental como un déficit: son el resultado de déficits en las relaciones durante la infancia.[1] El consumo de sustancias y otras adicciones son intentos de compensar el déficit, como si aquello a lo que somos adictos fuera una seudomadre que nunca tuvimos y que nos calma y siempre está allí.

Adicción

La adicción es la dependencia de cualquier sustancia o comportamiento para evitar pensamientos o sentimientos difíciles en el inconsciente. Puede que desconozcas el motivo, o aquello que estés intentando evitar, pero si te das cuenta de que no puedes dejar de hacer algo de lo que se acaba de mencionar, lo más probable es que lo estés utilizando para lidiar con algo a lo que no quieres enfrentarte.

Esto no significa que un trauma ocurrido durante la vida adulta no pueda desencadenar una adicción (porque está claro que puede), pero, a menudo, esas relaciones en los primeros años son lo que moldea cómo respondemos en situaciones difíciles de adultos. Si tenemos un déficit de cuidado y atención emocional, seguramente no habremos desarrollado las habilidades para regular nuestras emociones y cuidarnos de la forma más saludable.

Cuando experimentamos un trauma y carecemos de unos progenitores con la suficiente armonía emocional que nos ayuden a lidiar con la situación, la vida crea más dolor del que nuestras jóvenes mentes son capaces de procesar. Pasa algo que es profundamente difícil y tan abrumador que no lo podemos soportar. Y ¿qué sucede cuando algo es excesivo? Que nuestra mente y cuerpo, inteligentemente, lo dividen todo en compartimentos. Toman todos esos sentimientos abrumadores y los mandan a volar, al inconsciente, donde no tenemos que sentirlos.

No estamos anestesiados porque estemos vacíos, sino porque estamos demasiado llenos de dolor. Para adormecer ese dolor, recurrimos a mecanismos de enfrentamiento y estos pueden tener muchas caras...

Una lista (no exhaustiva) de comportamientos usados para lidiar con el dolor interno

- Hacer demasiado ejercicio.
- Tener trastornos alimentarios.
- Comprar cosas.
- Redes sociales.
- Apuestas.
- Porno o masturbación.
- Televisión.
- Limpieza obsesiva.
- Sexo y relaciones.
- Trabajo.
- Videojuegos.
- Drogas y alcohol.
- Buscar conflictos o drama.
- Azúcar (y comer en exceso, en general).
- Ver las noticias.
- Pensamientos o comportamientos obsesivos (TOC).

Puede que leas esto y te des cuenta de que algunas de estas cosas aplican en tu caso. No te asustes. Distraerse y atontarse son acciones totalmente normales, especialmente en el mundo en el que vivimos.

En cierto modo, el comportamiento o la sustancia en sí no importa demasiado, aunque está claro que cambiará indudablemente la severidad de los problemas que cree en tu vida. Una adicción a la heroína es una bestia distinta que una adicción al ejercicio o a ver la tele, pero el origen es el mismo: se utiliza para mantener lejos los sentimientos y pensamientos oscuros.

Concebimos esto como algo autodestructivo, y eso es justo lo que es. Estamos intentando destruir una parte de nosotros, la parte que es vulnerable y está herida, y a la que le aterroriza que la descubran.

¿Qué ayudó a Lana?

Utilicemos nuestro marco de trabajo para ver qué ayudó a Lana a empezar a sanar.

Despertar la curiosidad

Lana no pudo explorar su adicción al trabajo hasta que no admitió que era un problema para ella (en vez de ser un problema para mí o para su marido). Volvió a llegar tarde a una sesión y empecé a enojarme. Yo estaba allí, puntual, preparada para empezar, y tenía que sentarme cruzada de brazos esperando a que llegara, sin siquiera enviarme un mensaje de cortesía para decirme que llegaría tarde. No solo los adictos experimentan importantes consecuencias a causa de su comportamiento; a menudo son el resto de las personas en sus vidas las que también sufren, y por eso acaban agarrando el toro por los cuernos: primero Antony y ahora yo. Quería que Lana reconociera que era un problema, en vez de entregárselo en bandeja.

Cuando finalmente entra por la puerta, le marco un límite estricto.

—Lana —digo—, el hecho de que llegues tarde te está privando de aprovechar el tiempo completo de tu sesión. Quizá deberíamos pensar juntas si la terapia es algo con lo que eres capaz de comprometerte.

Este movimiento era arriesgado: no quería dejar de trabajar con Lana, pero también necesitaba que fuera ella y no yo quien experimentara las consecuencias.

Me lanzó una mirada furiosa. Luego su rostro se desmoronó y, con ello, su cuerpo se liberó.

—Tienes razón —admitió—, no puedo comprometerme. No puedo comprometerme con nada. El trabajo está acabando con mi relación y ahora está acabando con esto, está acabando con mi vida.

Exhalé un suspiro cargado de alivio, y ella también. No es tarea fácil mantener esas defensas. Podía ver que, al admitir el problema, algo se desbloqueaba en Lana.

—¿Por qué soy así? —me preguntó, mostrando su vulnerabilidad.

—No lo sé —dije—. Intentemos averiguarlo juntas.

Entender

Lana llega nerviosa pero puntual. Está menos blindada que habitualmente. La rodea una sensación de ansiedad que no había visto antes en ella.

—Anoche tuve un sueño raro —dice rápidamente—. Había una fuga en un barco y se estaba llenando de agua. Yo intentaba tapar el agujero, rellenarlo con lo que fuera que pudiera encontrar, pero un tipo venía una y otra vez y lo sacaba, y yo seguía intentando meter algo allí, pero luego me enojé de verdad porque cada vez subía más el nivel del agua y le grité al hombre: «¿Qué haces?». Levanté la mirada y era Jack.

—¿Jack? —pregunto—. ¿Quién es Jack?

—Nadie. —Pausa—. Tengo un tío que se llama Jack —dice Lana, apagándose por momentos.

Intento hacer contacto visual para mostrarle mi confusión; ella mira la pared, con la mirada perdida, como si la hubiera poseído un espíritu o simplemente hubiera abandonado su cuerpo. No dice nada. Siento el impulso de agitar la mano delante de su cara para devolverla de nuevo a la vida. Ella continúa mirando al infinito mientras le salen las palabras.

—Mi tío Jack —dice a la pared— no era una buena persona. —Sacude la cabeza y vuelve a mí, correspondiendo mi mirada—. No quiero hablar del tema, ¿te importa?

Asiento con la cabeza, porque sé que Lana tiene que sentirse segura en este momento, pero que, al final, seguramente tendremos que volver aquí.

Se salta las dos sesiones siguientes (por cosas del trabajo, dice) y luego llega puntual, nerviosa y preparada para contarme su historia.

Los padres de Lana trabajaban hasta tarde por la noche, con lo que el tío Jack la recogía de la escuela, le daba la cena y la acostaba. No se acuerda de mucho, ya que sus recuerdos están reprimidos en su gran mayoría, pero sabe que solía tocarla. Me mira rápidamente para comprobar que todo está bien. Asiento, y me doy cuenta de lo importante que es para ella ponerle palabras a esto. No se lo había contado a nadie; era demasiado pequeña para saber lo que estaba pasando, por no hablar de que no sabía cómo expresarlo. Lo único que sabía es que aquello estaba mal. Así que empezó a quedarse en la escuela hasta tarde, ganando tiempo antes de tener que ir a casa con el tío Jack. Hacía más deberes de lo necesario, estudiaba muchísimo para cada examen, se apuntó a clubes extraescolares y, a veces, cuando había acabado todo, incluso se inventaba trabajo que tenía que hacer: lo que fuera para evitar ir a casa.

Para ella, el trabajo era relajante; estaba a salvo, no había peligros. Como adulta, siguió duramente a pesar de haber perdido la referencia de por qué estaba trabajando tanto.

Ponerle palabras a una historia atroz es inmensamente importante. Está claro que no siempre podemos encontrar sentido a las cosas que nos pasaron. El abuso sexual no tiene ningún sentido, ni mayor significado. A veces hay cosas horribles que pasan sin ton ni son. Pero lo que podemos hacer es intentar encontrar las palabras para expresar los horrores que habitan nuestro cuerpo.

Hablar es una parte muy importante a la hora de remodelar una experiencia traumática: hace que las cosas que nos pasaron tengan sentido y nos cuenta las historias que han pasado años encerradas en nuestro interior. Francamente, este es uno de los mayores privilegios de mi trabajo. No hay nada más conmovedor que sentarse con alguien que te está contando su historia por primera vez, o que la está viendo desde un prisma nuevo. Para Lana, poner palabras a aquella atrocidad hizo que fuera un poco más soportable, y la ayudó a reducir la vergüenza que llevaba arrastrando todos esos años.

Sentir

A medida que ponemos palabras a lo que le ocurrió a Lana, los sentimientos se desbordan. Solloza, grita, se queja, incluso a veces se ríe. Al principio se tienen que sacar lentamente; para Lana es muy incómodo admitir que fue vulnerable en lo más mínimo. Yo antes también lo pensaba y aprendí, con el tiempo, que soy vulnerable, igual que tú. Todos lo somos, tanto si lo sentimos como si no.

A medida que hablamos más de su pasado y de cómo actúa en el presente, Lana se da cuenta de que el trabajo la ayuda a huir no solo del pasado, sino también de su relación actual. Nota que empezó a estar más ocupada cuando ella y su pareja se unieron más.

—¿De qué tienes miedo? —le pregunto.

—No lo sé —dice—. De que se dé cuenta de que me importa, de que si me permito necesitarle, dejará de preocuparse por mí o algo, y me hará aún más daño.

Parece que Lana también es adicta al trabajo como una manera de evitar tener que sentirse dependiente de su marido, y para adormecer el dolor y el miedo de sentir que no la cuidan.

Actuar

Lana empieza a aceptar el miedo que le da depender de Antony. Para protegerse del abuso sexual, dejó de permitirse acercarse a nadie, especialmente a los hombres. El trabajo era una vía de escape. Juntas urdimos un plan: cuando siente la necesidad de asumir más trabajo o cancelar los planes con Antony para trabajar, seguramente es una señal de que, en realidad, tiene miedo y siente la necesidad de protegerse y calmarse. Tarda un buen tiempo, pero tras unos cuantos intentos fallidos, muchos borradores en su aplicación de Notas, al final acaba contándole a Antony su pasado y por qué se ha dedicado todos estos años a centrarse tanto en el trabajo. Ambos lloran y él la abraza y le promete que no le hará daño. A medida que empieza a hablar de sus miedos, se reduce la necesidad de trabajar. Establece límites con su equipo y reduce las horas de trabajo para pasar más tiempo haciendo cosas por placer. Ya no necesita el propósito para el que servía el trabajo (huir de sí misma y de su relación).

Repetir

A fin de trasmitir esta historia, puede que esto parezca un proceso lineal, pero créeme que no lo es. Lana despertaba la curiosidad, entendía algo, lo sentía, luego volvía a decir que estaba bien y que no sentía nada, a trabajar hasta tarde y a cancelar una sesión. Luego había otra grieta en su armadura, mostraba un poco de vulnerabilidad, lloraba y quizá esto se traducía en algo de acción. Luego a la semana siguiente volvía a llegar veinte minutos tarde, regresando a la casilla de salida, diciendo que la terapia no le funcionaba y que no tenía ningún problema. Era como si Lana fuera una tortuga asustada, que osaba sacar la cabeza un momento, pero luego volvía a esconderse en su cáscara inmediatamente para estar segura. Al cabo de un tiempo, conseguía sacar la cabeza un poco más y luego se volvía a esconder. Este proceso incluye pausas y retrocesos, porque esto es lo que se tiene que hacer para sentirse a salvo.

Pero esta es parte de la magia del tema, porque con cada repetición se procesa otra capa. Y, al final, Lana fue capaz de salir de su cascarón y vivir una vida diferente, a salvo.

¿Y CÓMO ME CURO?

Como terapeuta, intento no hablar mucho de la adicción en sí o de la distracción, lo cual deja consternados a mis pacientes (normalmente la adicción es de lo único de lo que quieren hablar). En vez de eso intento dirigir la conversación hacia aquello de lo que no quieren hablar: el dolor que están anestesiando.

Abordar la adicción, intentar dejarla, ejercitar la fuerza de voluntad y crear mejores hábitos son propósitos útiles, pero son solo la punta del iceberg y es poco probable que subsanen la causa de la adicción. Cuando nos describimos o describimos a los demás como alguien con una personalidad adictiva, en realidad estamos describiendo a una persona que es sensible o está traumatizada, e intenta regular sus sentimientos difíciles. Puedes intentar eliminar la sustancia o el comportamiento, pero la necesidad de calmarte persistirá.

Yo antes trabajaba en el servicio de gestión del peso del Servicio Nacional de Salud del Reino Unido (NHS), ofreciendo terapia a personas que estaban a punto de someterse a una operación para perder peso, y a menudo solía pasar algo interesante después de la cirugía. Muchos pacientes utilizaban la comida para sobrellevar alguna situación (algo a lo que yo llamo «adicción a la comida», aunque algunas personas discrepan). Sin embargo, la cirugía de *bypass* gástrico hacía que esos pacientes fueran incapaces de comer lo suficiente para calmarse. En ese sentido, su adicción a la comida estaba curada; sin embargo, el dolor que intentaban amortiguar con la comida no lo estaba. Lo que veíamos era algo llamado «transferencia de la adicción», un proceso en el que una adicción se transfería a otra. Los pacientes adoptaban nuevos mecanismos de afrontamiento como el alcoholismo o las apuestas. Con este proceso encontraban un remedio rápido al problema de la comida (la punta del iceberg), pero, al final, el problema no era nunca la comida, sino el vacío que intentaban llenar (el cuerpo del iceberg).

Así que en vez de machacarte por sucumbir a lo que sea que seas adicto, intenta reconocer que tu adicción está cumpliendo un propósito. Te está ayudando a lidiar con algo que te parece insoportable. La clave está en intentar conectar con eso para que no tengas que depender de la adicción nunca más.

Sé que es muy difícil. Puede que suene como algo increíblemente aterrador. Para mí también lo fue. Desgraciadamente, a veces las cosas se ponen un poco peor antes de mejorar. Esto se debe a que, para sanar realmente, tienes que revivir todas las cosas dolorosas que has estado evitando.

El antídoto para la adicción es la conexión

El polo opuesto de la adicción es la conexión. Conexión con otras personas y conexión con las partes vulnerables de ti que tu adicción enmascara. La dopamina y las endorfinas que buscamos a través de la adicción sustituyen el amor y la conexión que nos falta. La adicción llena el vacío de conexión y amor. Incluso si estás rodeado de personas, puede que no sientas una profunda conexión y amor si escondes en tu interior tus partes más vulnerables.

Cuanto más vulnerable seas con personas que te hagan sentir a salvo (es decir, personas que puedan soportar y sostener tu vulnerabilidad), más conexión sentirás. Esto es lo que pasa en terapia: poco a poco, la gente empieza a confiar en su terapeuta y a mostrar el dolor que llevan escondido. El terapeuta, a diferencia de sus progenitores, no juzga ni los rechaza; les brinda apoyo y aceptación. *Esto es lo que sana.* No podemos sanar solos; la sanación tiene lugar en las relaciones. Esto se puede dar fuera de una terapia, compartiendo tus sentimientos con otras personas y permitiéndote depender de los demás y que los demás dependan de ti. Cuanto más genuinamente conectados nos sentimos, y más comunidad tenemos a nuestro alrededor, menos necesidad tenemos de consolarnos con la adicción.

Todo empieza cuando conectas contigo.

Con saberlo no basta

Conocer qué trauma desencadenó tu adicción es muy distinto a procesar el trauma. Hay muchas personas que me dicen: «Yo sé exactamente cuál es mi trauma, pero ¡esto no me ayuda!». Tienen razón, porque hay una diferencia entre saberlo a nivel intelectual (por ejemplo, sé que mi padre abusivo tuvo efectos negativos en mí) y saberlo a nivel emocional (por ejemplo, sentir lo aterrador que fue tener un padre agresivo con el que no me sentía a salvo).

Lana sabía lo que le había pasado, pero hasta que no fue capaz de permitirse expresar la confusión que experimentó, el asco, el dolor y el horror, tuvo que utilizar el trabajo para lidiar con la situación. Lo mismo le pasó a Nathan; siempre había sabido que el acoso escolar lo había llevado a beber. Lo complicado para él era conectar con los sentimientos de inferioridad, aislamiento y exclusión; la humillación que experimentó de joven, que le llevó a creer que había algo malo en él.

Cuando Nathan empezó a hablar de su pasado, describió detalladamente lo que le había ocurrido. Que cuando se tenían que hacer parejas de estudio, él tenía que ir con el profesor porque nadie se atrevía a acercársele. El silencio que notaba cuando intentaba hablar con otras personas. Que personas a las que consideraba amigas le hicieran el feo. La humillación y confusión del silencio. La sensación de ser tan repulsivo y desagradable que nadie quería tocarlo. Era una agonía escucharlo. Le miré, esperando que estuviera sintiendo el mismo grado de tristeza y malestar que sentía yo, pero en vez de eso estaba radiante, sonriente y erguido, como si me acabara de contar la historia de un perrito adorable que acababa de ver. No estaba conectado con el sentimiento asociado a las palabras que acababa de pronunciar. Por dentro, yo lo sentía por él.

Una de las maneras de sobrevivir a las difíciles circunstancias que nos ocurrieron es separarnos de todo el dolor para no tener que experimentarlo. Recuerdos enteros de acontecimientos importantes quedan reprimidos. Es asombroso ver la cantidad de gente que no puede recordar grandes fragmentos de su infancia. Esto evita que tengamos que enfrentarnos a las cosas malas que nos pasaron. Pero realmente no desaparecen; hacen que busquemos mecanismos para sobrellevarlo incluso si no podemos ni recordar qué es lo que intentamos sobrellevar.

Sanar es la labor de volver a unir todas estas partes separadas para que puedas volverte a sentir entero, para que no necesites la adicción para gestionar esas partes no deseadas. La historia de lo que pasó está conectada de nuevo al dolor. Es duro tener que sentir las cosas que realmente no quieres sentir. Por eso lleva tiempo, repetición y un entorno seguro.

Las cosas cambiaron para Nathan cuando un jueves fue a trabajar y, al abrir su cajón, se encontró todas sus cosas envueltas individualmente en papel de regalo. Mientras sus compañeros de trabajo se reían disimuladamente y susurraban, a Nathan se le llenaron los ojos de lágrimas. Corrió al baño para esconder su consternación y lloró con desenfreno. Sus compañeros se alarmaron, solo era una broma inofensiva, y normalmente Nathan era alegre y juguetón; pensaron que se lo tomaría bien. Cuando me cuenta lo que pasó, cómo sus compañeros se reían de él mientras desenvolvía su libreta y su lápiz, le cuesta que le salgan las palabras, como si alguien lo estuviera estrangulando. Le tiembla la mandíbula, y esto provoca que su discurso sea tembloroso y casi incoherente. Fue algo aparentemente inofensivo, pero la reacción de Nathan fue desproporcionada.

Aunque puede parecer que estos sentimientos están relacionados con lo que le ha pasado a Nathan en el presente, tengo la sensación de que está empezando a procesar el pasado. No puedo enfatizar lo suficiente lo habitual que es esto durante el proceso de sanación. En cuanto empezamos a hablar del acoso escolar que sufrió, los sentimientos afloran, desencadenados por el acontecimiento presente que se hacía eco del pasado. Aunque la broma de sus compañeros es aparentemente inofensiva y divertida, Nathan está reaccionando al acoso de cuando era niño. Todo esto forma parte de lo que yo entiendo como «procesar». Durante un proceso de terapia, puede que te enojes con tu pareja cuando en realidad estás enojado con uno de tus progenitores. O puede que te pongas a llorar al ver una criatura adorable en un anuncio cuando en realidad puede que estés llorando por tu yo de la infancia.

Cuando empezamos a verbalizar las cosas que nos pasaron, es normal que nos afloren sentimientos difíciles. Al sentir todas esas emociones vulnerables, liberamos las historias y la humillación que llevábamos escondidas.

El deseo de Nathan de beber no se ha desvanecido. Sigue sintiendo el impulso de beber, sigue teniendo ganas de anestesiarse cuando se agobia. La diferencia es que ahora Nathan es capaz de responder de forma diferente a ese deseo. Sabe que el impulso de beber es una señal de aflicción, una señal de que necesita recurrir a su interior y conectar con la parte de él que llora porque quiere ser consolada. «Uf, tengo realmente ganas de tomarme una copa», me dice en una sesión después de pelearse con su pareja, Adam. No digo nada, esperando ver qué sentido le encuentra él. El objetivo como terapeuta no es intervenir, ni decirle qué hacer o qué es lo que significa, sino ayudarle para que llegue él solo. Me mira, expectante, esperando que le riña o le diga que no lo haga. Luego sonríe.

—Ya sé qué me dirás: que quiero la bebida para consolarme. Que debería abordar los sentimientos, bla, bla, bla.

Sigo sin decir nada.

—Supongo que me siento rechazado. Pelearme con Adam hace que me cierre, como si tuviera que huir para protegerme, pero, en realidad, beber no me protegerá.

Asiento con la cabeza, impresionada con lo lejos que ha llegado, y sintiéndome ligeramente redundante.

—Es curioso, si te resistes al impulso de beber durante el tiempo suficiente, se convierte en otra cosa.

—¿En qué se convierte? —le pregunto intrigada.

—En dolor, miedo, vulnerabilidad. Solo es un niño pequeño, el pequeño Nathan, buscando un poco de amor. Pero si te quedas en ese estado lo suficiente, y dejas que el niño tenga su rabieta, se convierte en algo bastante suave, casi como un alivio. Todo este tiempo que he bebido, he bloqueado este proceso, manteniéndome alejado del dolor, pero también manteniéndome alejado del alivio.

Siento que el pecho se me llena de orgullo y asombro. Siento el impulso de darle un abrazo o aplaudir (no lo hago, por supuesto). Durante la formación como terapeuta te dicen que no debes mostrarte demasiado satisfecho con tus pacientes, porque esto les pone presión para estar bien. Pero a veces hay que saltarse las normas. A veces tienes que permitirte dejar que la gente te conmueva y demostrarles que tienen la capacidad de conmoverte. Con lo que hoy dibujo una enorme sonrisa en mi rostro, sabiendo muy bien que puede que no esté «curado», que puede que no siempre sea capaz de enfrentarse al dolor y encontrar ese alivio al otro lado, que puede que vuelva a beber un día y que tenga que volver a aprender todas estas lecciones. Me devuelve la sonrisa, satisfecho consigo mismo. Nos quedamos sentados así un rato, en una celebración silenciosa, no hay nada más que añadir.

Consejos para conectar con emociones difíciles

- **Date permiso para sentir lo que sea.** No intentes forzar cómo te sientes. Puede que no sientas nada, o que te sientas paralizado o anestesiado. Quizá realmente solo sientes felicidad y sentimientos positivos.

- **Conecta con tu cuerpo.** Los sentimientos son solo sensaciones físicas, ¿te acuerdas? Así que si conectas con tus sentimientos, conectas con tu cuerpo. Esto lo puedes hacer tú solo. ¿Cómo te sientes el cuerpo ahora mismo? Date un segundo para conectar contigo y analizarte. El cuerpo te dirá cómo se siente, solo tienes que darle espacio.
- **Lleva un diario.** Darte un espacio para escribir libremente lo que sea que estés pensando y sintiendo puede ayudarte a liberar emociones que ni siquiera sabías que tenías. Dedica unos minutos cada día a escribir, sin intentar que sea nada bueno ni imaginar que alguien lo leerá. Estás intentando crear un lugar sin juicios en el que tu inconsciente pueda despacharse a salvo.
- **Conecta con tu niño interior.** A veces es más fácil empatizar con una criatura que con nosotros. Visualízate de pequeño e intenta imaginar cómo podría sentirse esa criatura en aquel momento. ¿Siempre la cuidaron? ¿Alguna vez se sintió sola o incomprendida? Intenta imaginar exactamente cómo puede que se sintiera esa criatura en los momentos más difíciles. ¿Qué necesitaba esa criatura en aquel momento? ¿Qué necesita de ti ahora? Cuanto más visualicemos y conectemos con nuestro niño interior, más compasión y empatía tendremos con nosotros mismos, y empezaremos a conectar con los sentimientos dolorosos de esa pequeña criatura, unos sentimientos que puede que bloqueáramos.

AUTOCRÍTICA

¿Por qué soy tan exigente conmigo?

¿Por qué eres tan imbécil? Todo el mundo te odia, todo el mundo habla de ti a tus espaldas. Creen que eres molesta, tonta, gorda, fea, irrelevante, y que no eres interesante. Por mucho que lo intentes, nunca serás lo suficientemente buena. La gente no te quiere, ¿por qué iban a quererte? Eres horrible. Eres patética, eres demasiado sensible, eres exagerada. Eres tonta. Dan igual los logros que consigas, si te salen bien las cosas o no; detrás de todo eso, no eres nada.

Fue incómodo escribir esto, ver estas palabras plasmadas en el papel. Todo esto son cosas que me he dicho a mí misma. Estoy segura de que te reconoces en algunas de esas palabras. Es desgarrador presenciar la cantidad de personas a las que visito que se hablan así a diario, seguramente diciéndose cosas peores.

Lo más raro es que ninguno de nosotros ni siquiera soñaría con decirle cosas tan horribles a nadie. Antes dirigía sesiones de terapia en grupo y hacíamos un ejercicio que me afectaba mucho siempre. Todo el mundo ponía por escrito las peores cosas que se había dicho. Luego hacíamos parejas y cada persona le decía a la otra esas cosas en voz alta, como si dijera todo eso de su pareja.

De hecho, quiero que hagas lo mismo. Piensa en las tres peores cosas que te dices y dilas en voz alta, como si se las dijeras a otra persona. Si no tienes a nadie cerca, imagina que se las dices a alguien o, peor aún, que se las dices a un niño.

Cada vez que hacía este ejercicio con los grupos, no lograban ponerlo físicamente en práctica. No conseguían decir a sus vecinos que eran feos o aburridos. Era terriblemente incómodo mirar a alguien a los ojos y decirle que era una persona horrible, que no valía nada y que nadie la querría nunca. A menudo la gente lloraba, y le costaba creer que se dijera esas cosas con tanta libertad, cosas que no osaría decirle a nadie.

Lo curioso es que las personas en esos grupos solían tener roles de cuidadores. Solían ser personal de enfermería, terapeutas, personal docente, madres, padres, que fácilmente mostraban bondad y consideración frente a los demás, pero que eran totalmente incapaces de profesarse la misma compasión a sí mismos.

¿Por qué somos tan terribles con nosotros y tan amables con los demás? ¿Por qué podía apoyar tan alegremente a este grupo de personas y luego irme a casa y que me costara hacer lo mismo por mí?

¿Por qué tenemos una voz crítica en nuestro interior?

Un crítico interior siempre es un crítico externo que se interiorizó. Si recordamos todas aquellas cosas terribles que te dices, casi siempre te las habrá dicho otra persona. Aprendemos lo que es aceptable y lo que no de las personas y estructuras que nos rodean.

Hay diferentes maneras en las que podemos recibir el mensaje de que hay algo malo en nosotros:

1. **Directamente:** padres y madres críticos, hermanos o profesores que nos regañaron por actuar de una determinada manera, que se rieron de cosas que dijimos o en las que mostramos interés, que nos presionaron para tener éxito, amontonan expectativas en nosotros o critican lo que hacemos.
2. **A través de acciones:** a veces, las críticas que absorbemos no nos las enseñan con palabras. Dado que los niños son muy sensibles a si reciben suficiente atención y cuidado, en el caso de no ser así, el niño puede interpretar que esto se debe a que hace algo mal. Quizá mamá era cariñosa y amorosa con papá, pero dura y despectiva con nosotros. Tal vez veíamos que había profesores en la escuela que se metían con nosotros y no con los demás, o grupos de amistad que nos excluían y nos hacían sentir inferiores. Todas estas situaciones nos trasmiten el mensaje de que no somos lo suficientemente buenos, de que no nos merecemos que nos quieran tanto como a los demás.
3. **Indirectamente:** puede ser que los juicios no fueran para nosotros. Quizá oímos a papá diciendo cosas irrespetuosas sobre personas estúpidas que no tienen buenos trabajos, haciéndonos pensar que se enojaría si no teníamos un buen rendimiento escolar, o a mamá hacer comentarios sobre el peso de la gente, haciendo que fuéramos duros con nuestro cuerpo si ganábamos peso.

4. **De la sociedad:** incluso si tenemos progenitores de lo más cariñosos y que nos brindan el máximo apoyo, puede que aun así aprendamos a criticarnos partiendo de las ideas conflictivas que recibimos del mundo sobre cómo deberíamos ser. A todos nos enseñaron que es mejor estar delgado que gordo, estar de buen humor que enojados, que las mujeres deberían ser femeninas y dulces, mientras que los hombres deberían ser masculinos y no tener emociones. La lista de mensajes que recibimos sobre la manera «correcta» hace que, inevitablemente, sintamos que hay algo inherentemente malo en nosotros. El mensaje está clarísimo: no estamos bien tal y como somos.

¿Y qué hacemos si nos dicen que hacemos algo mal? Procuramos hacer todo cuanto está en nuestras manos para hacerlo bien. Nos partimos el lomo en la escuela o hacemos cosas para impresionar al grupito de niños populares, luchamos por la atención con nuestros hermanos, o intentamos a toda costa no ser excesivos ni demasiado necesitados, o crecemos siendo unos mandones y unos controladores para intentar que se satisfagan nuestras necesidades. Y mientras tanto, nos vamos diciendo que hay algo malo en nosotros, que nos tratan así porque somos deficientes.

Tu crítico interior te ayuda de una manera muy extraña. Intenta reprimir todas las partes de ti que se consideran socialmente inaceptables. Es la voz de la parte de ti que tiene miedo, que está amenazada. Esto significa que batallar no te ayudará. En vez de tratarte con dureza porque sí, intenta tener compasión con esa parte de ti que tiene miedo y que solo quiere gustar a los demás. La clave para dejar esta práctica atrás es introducir una voz más amable que sea compasiva y tolerante, y que al final acabe ahogando la voz más crítica.

Fiona

Desde nuestra primera sesión, me resulta evidente que Fiona está furiosa consigo misma.

Es una mujer que va bien arreglada, con el pelo gris recogido en un moño, camisa blanca planchada y falda de flores. Se quita la chaqueta, la dobla sobre la silla, luego se acomoda en ella como si estuviera posando para una sesión de fotos. Es meticulosa y perfecta. En comparación, yo me siento desaliñada y cohibida, y sin embargo, internamente, Fiona solo ve que es un desastre.

En los diez primeros minutos me dice que odia ver como su cuerpo envejece, que no es lo suficientemente buena en su trabajo, que está demasiado gorda, que es una madre terrible y que nadie volverá a quererla. Le pregunto dónde aprendió a hablarse así y me devuelve la mirada como si le hubiera planteado un problema matemático complejo.

—¿Aprendido? No lo aprendí. Siempre ha sido así.

—¿Cómo eran tus padres? —le pregunto.

—Tengo cincuenta y nueve años —me dice—. Mis padres no tienen nada que ver con eso.

En cierto modo, tiene razón. Aunque el pasado tiene un impacto en cómo acabamos siendo, no queremos quedarnos atascados en el pasado. Fiona está lidiando claramente con problemas apremiantes relacionados con su presente y también con su futuro.

Otro tema al que tenemos que enfrentarnos es lo que nos depara el futuro. El paso del tiempo conlleva cambios, nos guste o no. Aceptar nuestra propia mortalidad es un reto para todos nosotros; no hay escapatoria. A medida que nos hacemos mayores, todos tenemos que lidiar con nuevas identidades y con la pérdida tanto de personas queridas como de expectativas que puede que hayamos tenido de nuestras vidas.

Con la llegada inminente de sus sesenta años, Fiona se da cuenta de que esperaba que su vida fuera muy distinta a como es. Tras sacrificar su trayectoria profesional para cuidar de sus hijos, ahora trabaja en una oficina rancia con jefes a los que les duplica la edad. Se separó de su marido cuando sus hijos se fueron a la universidad y ahora que sus dos hijos viven en otros países se quedó sola y afligida. Siempre tuvo la esperanza de que su vida adoptaría la forma que había imaginado cuando era joven, pero esto nunca pasó. Ahora, a medida que pasa el tiempo, la culpa y el odio por el fracaso de su vida se la comen por dentro.

Sin embargo, hay algo infantil en Fiona que me hace pensar que aún hay una parte de ella que es joven y está atascada en algún lugar. Desde mi punto de vista, es poco común que la gente sea tan autocrítica sin que haya algo en su infancia que explique el porqué. Las criaturas no nacen criticándose; lo aprenden. Veo algo frágil en ella. Tengo la sensación de que se puede romper si la aprieto demasiado, así que por el momento lo dejo pasar y le permito que me siga contando todos los aspectos en los que ha fracasado como persona.

Llega a la siguiente sesión roja, farfullando y casi llorando. Su jefa, que es excesivamente controladora, le envió un correo electrónico pasivo-agresivo y le pidió que acudiera a una reunión, y Fiona está convencida de que la va a despedir. Toma un pañuelo y lo dobla cuidadosamente en un triángulo perfecto mientras habla. Aunque esa no deja de ser una posibilidad, no hay pruebas de que la vayan a despedir y, sin embargo, Fiona entra en una espiral de catastrofismo. Cometió un error con las cuentas, se filtró una información confidencial, su último informe no era lo suficientemente bueno. Fuera lo que fuese, Fiona es imbécil y sufrirá las consecuencias.

—¿Cabría la posibilidad —digo— de que no hayas hecho nada malo? ¿De que esto no sea más que una reunión ordinaria?

—No —responde, apretando el triángulo de pañuelo que tiene entre los dedos—. Soy un fracaso.

Es triste y difícil escuchar a alguien siendo tan dura consigo misma. Me dice que está gorda y que es fea en casi cada sesión. A veces, a la gente le resulta más fácil expresar su vulnerabilidad refiriéndose a su cuerpo. Es perfectamente aceptable decirle a alguien que te sientes gordo y menos aceptable decir que te sientes tremendamente triste, furioso o celoso. Así que todos nuestros sentimientos difíciles se concentran en el cuerpo, para poderlos expresar de una forma más aceptable.

Lo mismo pasa a menudo con la hipocondría o la salud física. Ubicamos toda nuestra fragilidad en nuestro cuerpo, haciendo que parezca que ese es el problema. Si pudiéramos perder un poco de peso, tener un aspecto distinto, tener una vida más sana, todos nuestros problemas desaparecerían.

Esto significa que la fuente del cambio consiste en empezar a conectar con las cosas que expresamos a través de nuestro cuerpo. Debajo de «sentirse gordo» normalmente hay algo más complicado que no somos capaces de comunicar.

Cosas que podemos decir en vez de «me veo gordo»

- No me gusto.
- Tengo la sensación de que no gustaré a los demás tal y como soy.
- Me siento triste.
- Tengo miedo de que los demás me rechacen.
- Siento presión por ser de una determinada manera.
- Siento que no soy suficiente, que no soy digno, que no merezco que me quieran.

Me encantaría intervenir y decirle a Fiona que es preciosa, que se ve cariñosa, divertida e inteligente, pero sé que esta no es mi labor. Mi labor es quedarme con la voz crítica y ayudarla a encontrar qué se esconde detrás.

—Parece que vivieras en un estado permanente en el que piensas que te vas a meter en problemas y luego te mortificas —le digo—. Me pregunto qué pasaría si intentaras ser amable contigo.

Estalla.

—¿Puedes dejar de ser tan buena conmigo? —Parte el triángulo en dos.

—¿Qué es lo que te resulta tan doloroso de que sea buena contigo? —le pregunto.

Responde sin dejar ninguna pausa, como si hubiera tenido esas palabras preparadas en los labios todo el tiempo.

—No me lo merezco.

El exmarido de Fiona solía ser bastante cruel con ella, la humillaba por su peso y se burlaba constantemente de ella delante de sus amistades e hijos. Su jefa también es crítica y microgestiona todo lo que hace. Incluso sus amistades le hacen bromas de mal gusto y a menudo la excluyen de sus planes. Y Fiona se lo traga todo, como el saco de boxeo que siente que es. No es ninguna coincidencia que acabe en ese tipo de relaciones: está mucho más cómoda cuando le hacen daño que cuando la quieren.

Fiona utiliza la mayor parte de la sesión de terapia para atacarse. Es como ver a alguien que se abofetea repetidamente. Lo pruebo todo. Le señalo lo dura que es consigo misma, intento encontrar de dónde viene la voz estableciendo relaciones, le ofrezco compasión y empatía, pero rechaza todos mis intentos para que se acepte y se quiera.

Hablamos del hecho de que puede hacerle frente a algunas de las personas que hay en su vida, para hacerles saber que la están hiriendo, que puede marcar límites acerca del tipo de trato que está dispuesta a aguantar y el que no, pero nada cambia porque, en el fondo, Fiona cree que este es el trato que se merece.

—¿Te enoja —le pregunto— que todo el mundo te trate así?

—No —responde—, no me queda lo de estar enojada.

—En realidad sí —replico rápidamente—. Pero solo te enojas contigo.

Cruzamos la mirada. Compartimos una sonrisa tímida. Toqué alguna fibra.

Imagen corporal

Aunque es verdad que el culto al cuerpo ha creado una crisis de la imagen corporal, también pienso que la relación con nuestro cuerpo refleja la relación que tenemos con nosotros mismos. Que nos importe nuestro aspecto va de la mano de cómo pensamos que nos percibirán los demás y lo sensibles que somos al rechazo. Imagina vivir en un mundo en el que no hubiera nadie más. ¿Realmente te importaría tener arrugas, o los muslos flojos, o la nariz grande? Seguramente no. Muchos de nuestros miedos relativos a nuestro aspecto son, en realidad, miedos por si gustaremos a los demás o si nos aceptarán. Adherirse a los cánones de belleza es, en realidad, un intento de formar parte de un colectivo. Esto significa que las personas a las que no siempre les han hecho sentirse queridas o aceptadas seguramente serán más críticas con sus cuerpos.

El miedo al rechazo se puede manifestar en forma de problemas de imagen corporal porque hay normas sociales muy claras. Será menos probable que nos rechacen si somos atractivas y esbeltas, ¿verdad? Tememos sobre todo aquello que ya pasó, con lo que criticar el aspecto propio es la manera que tiene la mente de intentar evitar que ese rechazo inicial (seguramente en la infancia) vuelva a producirse.

La historia real sale más tarde a la luz, cuando Fiona empieza a sentirse más cómoda. Cuando Fiona tenía siete años, su madre se puso enferma. Entraba y salía del hospital y pasaba semanas seguidas sin ver a Fiona. Era aterrador estar sin su madre, y Fiona ansiaba que volviera. Como su padre trabajaba bastante, la abuela de Fiona solía ir a cuidar de ella. Su abuela era una mujer severa y religiosa, cargada de reprobación y juicios acerca de cómo debería ser una persona, especialmente una mujer. Aunque su abuela no la criticara directamente, dejaba muy claro que se tenía que ser de una manera determinada y que Fiona no era así. Toda la reprobación con la que cargaba su abuela se vertió en ella. Era demasiado desordenada y ruidosa, y no se comportaba lo suficientemente bien.

Fiona probó todo cuanto pudo para ser buena, esperando que, si vivía siguiendo todas las normas de su abuela, quizá su madre volvería a casa. Rezó, escribió cartas a los médicos y practicó rituales nocturnos en los que hacía un hechizo para que su madre volviera a casa. A veces, en su mente infantil, se planteaba si el hecho de que su madre se hubiera ido tenía algo que ver con ella.

Fiona llevaba años sin hablar del tema. Se le hace raro recordar la lógica de su mente joven. Se siente distante cuando piensa en su abuela y recuerda la presión que sentía en el estómago cuando veía su bolsa de flores en la entrada y el olor cítrico de la mujer, sabiendo que su querida madre estaría un tiempo sin pasar por casa. Sentía un brote de ira hacia su madre: «¿Dónde estás? ¿Por qué no puedes estar bien como las demás madres?». Pero le daba demasiado miedo sentirse enojada sabiendo que su madre era tan frágil y su abuela, tan estricta.

Cuando vemos a nuestros padres o madres como seres frágiles, tenemos la sensación de que no pueden soportar nuestros complicados sentimientos. Las criaturas pueden sentir la necesidad de proteger a sus progenitores, y se lo guardan todo dentro. Fiona no podía decirle a su madre que estaba enojada porque se había ido, que no quería estar con su abuela o que se sentía destrozada y sola, porque no quería sobrecargarla con aún más preocupaciones.

En vez de decírselo, Fiona redirigió todos esos sentimientos hacia su interior. Ella era el problema; era la culpable. A veces, los niños pueden creer que tienen más poder del que realmente tienen. Quizá, de algún modo, Fiona creía que su madre había enfermado por su culpa, o que su madre se quedaba en el hospital porque ella era demasiado intensa. Y como Fiona se sentía culpable y esos sentimientos le daban miedo (¿y si sentir esos sentimientos hacía que su madre enfermara aún más?), no tenía ningún lugar donde ponerlos, con lo que se quedaron en su interior. Ahora, de adulta, Fiona sigue creyendo que, en el fondo, no es suficiente.

¿Por qué los niños se culpan a sí mismos?

Te voy a presentar lo que creo que es uno de los conceptos más importantes en psicología. Es lo que hace que nos resulte tan difícil concebir que nuestra infancia pudiera haber sido nada más que perfecta y también aquello que hace que tantos de nosotros seamos tan autocríticos. Se llama «defensa moral», y la explicó por primera vez el psiquiatra Ronald Fairbairn en 1943.[1] Aquellos niños a los que sus padres hacen daño suelen culparse a sí mismos. Esto es, en realidad, una adaptación de supervivencia muy inteligente que mantiene fuerte el vínculo con nuestros progenitores. Como los necesitamos para mantenernos con vida, nuestra mente no quiere pensar que son malos. Esto significa que, cuando nos tratan mal, damos por sentado que es culpa nuestra, que nosotros somos malos porque pensar que nuestros padres son malos es algo demasiado aterrador para nuestra supervivencia. Necesitamos que sean buenos para poder sentirnos a salvo.

Entonces nos creamos una historia sobre nosotros, en vez de involucrarlos a ellos. De esta forma mantenemos la ilusión de que tenemos el control de las cosas y creemos que, si la próxima vez nos comportamos mejor, nos querrán. Esto implica que toda nuestra ira y nuestro dolor se vuelve hacia nosotros mismos. Creemos que no somos lo suficientemente buenos y pasamos a ser muy autocríticos. En la vida adulta puede que pensemos que seamos tontos, que no le gustemos a nadie o que tengamos una sensación constante de culpabilidad.

Todo esto es ajeno a nuestra consciencia. No sabemos que lo estamos haciendo, pero a menudo nuestra voz crítica interior nace de esta creencia inconsciente de que somos malos, para que podamos mantener la creencia de que nuestros progenitores son buenos.

Arrastramos la idea de que somos malos hasta la vida adulta y esto apuntala gran parte de nuestra capacidad de querernos. Al estudiar, o en el trabajo, no nos sentimos capacitados, y nos ponemos mucha presión para hacer las cosas bien. Nos imaginamos que nuestras amistades nos odian o que nuestra pareja, en secreto, piensa que somos horripilantes. Puede que siempre pensemos que la gente está enojada con nosotros o que nos meteremos en problemas en el trabajo, o quizá nos metemos con nuestro cuerpo y odiamos nuestro aspecto físico. Estamos esperando que todo el mundo se dé cuenta de eso que sabemos que es verdad: que somos una persona terrible.

El consuelo de los demás no nos ayuda. Incluso las afirmaciones positivas no cambian realmente la manera como nos sentimos y lo que pensamos de nosotros porque los sentimientos no se dirigen a nosotros, sino a las personas que nos criaron y nos hirieron. Tenemos que encontrar una manera de experimentar esos sentimientos hacia las personas que nos hirieron para que no dirijamos la ira y el odio hacia nosotros.

La solución es devolver esos sentimientos a las personas a las que les pertenecen, aquellas que nos hicieron daño. Es algo incómodo, pero tenemos que modificar el relato y pasar del «soy malo» al «me trataron mal», y empezar a enojarnos y molestarnos con las personas que nos hicieron eso.

Por eso los psicoterapeutas siempre insisten en tus padres, porque intentan que conectes con la gran decepción que puede que experimentaras con ellos y puedas empezar a liberarte de la culpa.

Esta es también una de las partes más difíciles del proceso de sanar. Puede que te sientas desleal enojándote con tus padres o percibiéndolos como malos en cualquier sentido. Sin embargo, si rechazamos verles cualquier defecto, puede que acabemos dirigiendo toda la ira y la culpa hacia nosotros.

Que te decepcionaran no implica que tengan la culpa. No es culpa de mamá que fuera una alcohólica que gritaba todo el día; a ella le gritaban cuando era pequeña. No era culpa de papá que estuviera deprimido; su padre murió cuando él era pequeño. Tus progenitores también fueron niños y sus errores tendrán un origen, igual que los tuyos.

Y por mucho que percibas que tienen algún defecto, eso no significa que no los quieras; simplemente significa que has dejado de protegerlos. Podemos sentir más de una cosa a la vez. Puedes sentir confusión al pasar por esto, pero es una señal de una gran madurez emocional ser capaz de sentir amor y odio hacia una persona, tanto orgullo como envidia, tanto ira como cariño.

Si lees esto y estás batallando con estas confrontaciones, te entiendo. Esta fue, y sigue siendo, una de las partes más difíciles de la terapia para mí.

Pero también es una de las que más me ha sanado. Cuando empecé a darme cuenta de que no había nada malo en mí, fui capaz de dejar de ser tan dura conmigo. Para muchas personas (y me incluyo en el grupo), en cuanto nos permitimos sentir todo el alcance de nuestros sentimientos heridos ante nuestras familias, nos volvemos más compasivas con nuestro yo de la infancia y empezamos a darnos cuenta de que no somos malas personas; sino que simplemente había personas que nos hacían sentir como nos sentíamos seguramente porque en su momento también las hicieron sentirse mal.

Ejercicio

Despierta la curiosidad. *¿Cuáles son los principales aspectos por los que crees que los demás te juzgarán o te criticarán? ¿Cuáles son los aspectos con los que tu voz crítica interior es más dura contigo?*

Entiende. *¿Dónde crees que has aprendido a hablarte de este modo? Sabiendo que solo te criticas de maneras en las que te criticaron antes (directa o indirectamente), intenta averiguar dónde aprendiste a hablarte así. ¿Se te ocurre algún momento concreto en el que te sintieras criticado de pequeño, ya fuera directa o indirectamente, por parte de tus padres, amistades, medios de comunicación, etcétera?*

Siente. *Tu voz crítica interior está intentando protegerte, ¿te acuerdas? En vez de enojarte contigo por ser tan duro, intenta conectar con tu voz interior. ¿Por qué crees que tiene miedo? ¿Qué le podrías decir para tranquilizarla? (Por ejemplo, «gracias por intentar protegerme, pero no tiene que darnos miedo necesitar demasiado a los demás, ser tontos, feos [añadir aquí cualquier crítica]»).*

¿Por qué la validación no siempre ayuda?

Aunque la validación de los demás puede hacerte sentir bien en el momento, realmente no resuelve el problema de fondo. La baja autoestima surge de la herida de no sentirse suficiente. Te pueden colmar de todos los elogios y cumplidos del mundo, que te atravesarán como si fueras un colador porque realmente no crees que sean verdad. No habrá ninguna validación externa que llegue a ser suficiente si tú no te quieres.

Es por esto por lo que la validación externa de los demás, aunque esté bien temporalmente, no resuelve nuestros problemas de autoestima. El problema viene del interior.

Para algunas personas, la validación de los demás puede empeorar las cosas porque no tienen nada en lo que proyectar todos sus sentimientos negativos, lo cual puede parecer muy desestabilizador. En cierto modo necesitan un lugar en el que proyectar su ira y su maldad (en ellas mismas), con lo que cuando alguien les hace un cumplido o las intenta animar, se sienten incómodas, porque necesitan verse como malas personas para poder creer que los demás son buenos.

¿Cómo puedo ser menos exigente conmigo mismo?

Como a Fiona le cuesta tanto hablarse bien a sí misma, introducimos a Mini Fiona en la ecuación. Empezamos imaginándonos a Mini Fiona en la sala con nosotras, definiendo qué edad tiene, en qué piensa, qué siente. Cada vez que Fiona llega a la sesión con una nueva ronda de puñetazos que darse a sí misma por el hecho de que su jefa le haya echado bronca o por haber ganado unos kilitos, le recuerdo la presencia de Mini Fiona. ¿Qué siente ahora mismo? ¿Qué le dirías en esta situación?

Su respuesta es siempre la misma: no es culpa de Mini Fiona. Es una niña, no hizo nada malo.

A medida que la culpa se desvía de ella, empieza a defender a esa niña pequeña. No se merecía que se metieran con ella sin ningún motivo, era solo una niña. Juntas lloramos por Mini Fiona, a la que le enseñaron que era mala solo por existir. Se enoja en representación de Mini Fiona. Quiere retroceder en el tiempo y defender a esa niña, rescatarla y gritarle a su abuela por ser una abusiva. No puede, por supuesto, pero lo que sí hace es adoptar esa nueva compasión y aplicarla.

Hay gente que etiqueta este proceso como *reparenting* (reeducación parental), que consiste en conectar con tu yo de la infancia y darte lo que necesitaste en ese momento, pero no recibiste. A ver, también es importante mostrar compasión hacia tus padres, ya que, al fin y al cabo, ellos también fueron niños, y atascarte en la ira y la culpa hacia ellos tampoco es útil. Pero al reconocer que las cosas que te pasaron no son por culpa tuya, puedes soltar todo el dolor con el que has estado cargando, como Fiona.

Una mañana, Fiona entra al consultorio y se sienta en la silla con una energía efervescente que no le había visto antes. «Lo hice. —Se suena la nariz, arruga el pañuelo hasta convertirlo en una pelota y lo lanza a la basura—. Fui buena conmigo».

Su jefa le había enviado otro correo denigrante por no haber hecho bien una tarea y empezó la arremetida habitual. Que si era tonta, que si no era lo suficientemente buena como para hacer ese trabajo, que debería dejarlo y que estarían mejor sin ella. Luego paró y se acordó de Mini Fiona. Esa niña asustada en su interior que necesitaba amor en vez de odio. «No pasa nada —le dijo a la niña y a su yo adulto—, cometimos un pequeño error; no significa que seamos malas o tontas». Respondió al correo con seguridad en vez de con un mensaje cargado de disculpas, como era habitual, y se premió con un trozo de pastel de camino a casa.

¿Qué es realmente el amor propio?

No soy una gran fan de la frase «quiérete»; me parece condescendiente e insincera. Dicho esto, somos muchos los que no nos queremos. Decimos que sí nos queremos: repetimos afirmaciones positivas, escribimos tres cosas que nos gustan de nosotros cada día, intentamos tratarnos y cuidarnos mejor. Pero esto es querer tan solo a una parte de nosotros. El verdadero amor propio implica querer también las partes complicadas. Implica querer tu tendencia a ser un poco egoísta, la envidia que sientes de tu mejor amiga, las partes amargas o agresivas. El amor propio no tiene sentido si solo quieres las partes «buenas». Para quererte realmente, tienes que querer las partes de ti que niegas y que proyectas en los demás.

¿Puedes querer aquellas partes de ti que la sociedad, y quizá tu familia, te ha dicho que te hacen desagradable? Esta es la prueba de fuego. ¿Puedes querer la parte de ti que realmente es vulnerable? ¿Puedes querer la parte de ti que a veces hiere a los demás? Si puedes empezar a hacerte responsable e incluso tener compasión de estas partes, te hallarás bien encaminado hacia el verdadero amor propio.

Consejos para ser menos exigente y duro contigo

1. **Intenta identificar de dónde viene esa voz crítica interior.** ¿De quién es? ¿De qué modo te hicieron sentirte inferior o mal?
2. **Entiende que no fue por tu culpa, sino que te hicieron sentirte así.** Que te criticaran o no te aceptaran en tu infancia no es tu problema, sino el problema de aquellas personas que no se toleraban a sí mismas.
3. **Conecta con el dolor de esa criatura a la que le hicieron sentir que no era lo suficientemente buena.** Cuando surjan esos detestables pensamientos, sostenlos en la mente. ¿Esa criatura realmente se merece que le hablen de esa forma? ¿Cómo se siente? A la vez, siente lo que debe experimentar la parte de ti que está enojada, que es crítica. ¿Puede que la ira que sientes hacia ti sea en realidad ira hacia otras personas que te han hecho daño? Tu enojo está justificado; no pasa nada porque lo sientas.
4. **Emprende pasos activos para tener más compasión.** Cuando notes esa voz enojada, intenta contrarrestarla con curiosidad en vez de creyéndotela. Añade otra voz más cariñosa y comprensiva para intentar contrarrestar la voz más dura.
5. **No dejes de repetir estos pasos.** La voz volverá. Se tarda un tiempo en ser amable contigo. Lo mejor que puedes hacer es seguir repitiendo estos pasos una y otra vez y, con el tiempo, la voz crítica interior estará cada vez más callada y la compasiva sonará más fuerte.

SEGUNDA PARTE

Relaciones

ENTENDER LAS RELACIONES

Cuando era adolescente y empecé a explorar las relaciones románticas, pensé que el amor era sencillo. Pensaba que lo complicado era encontrar a la otra persona. Creía que en cuanto habías hecho el arduo trabajo de arreglarte, ir a las fiestas adecuadas, coquetear con alguien, decirle a tu amiga que le preguntara a su amigo si le gustabas, escribir los mensajes perfectos para hacerle creer que eres agradable y una persona tranquila, motivarte para ir a una cita, intentar enseñarle lo interesante y genial que eres a la vez que esconder todas las partes vergonzosas de ti e intentar mantener esta nueva personalidad que has creado cada vez que lo ves, el resto de la relación era fácil, ¿no?

Cuando empecé a estudiar psicología, con un buen historial de relaciones fracasadas, aprendí que las películas se equivocaban: lo más difícil empieza después del primer beso, después de que desaparezcan las gafas con las que lo vemos todo de color de rosa y acabe la ingenuidad endulzada de la etapa de luna de miel. Recuerdo que una vez le dije a mi pareja, al principio de la relación: «No cambiaría nada de ti, de verdad te lo digo», y unos años más tarde estaba desesperada por cambiar la mayoría de las cosas de esa pareja porque éramos totalmente incompatibles y la mayoría de sus comportamientos me sacaban de quicio.

Las relaciones son complejas y muchos de nosotros las empezamos completamente desprovistos de lo necesario para enfrentarnos a los retos que vamos a encontrar.

¿Y por qué son tan complicadas las relaciones? ¿No debería ser fácil querer a alguien y ser felices para siempre?

Las relaciones sirven de espejo de aquello que tenemos que sanar. Como las relaciones románticas son tan íntimas, lo más probable es que imiten las relaciones familiares y saquen a la luz todas las dificultades a las que nos enfrentamos durante nuestra infancia. En nuestras relaciones románticas es donde tenemos que enfrentarnos a los conflictos, mantener conversaciones complicadas, lidiar con las dificultades de la vulnerabilidad, y afrontar problemas sobre los límites, el sexo y el compromiso. Son un detonante que nos abre. Las relaciones nos obligan a tener que enfrentarnos a nosotros mismos.

Esto tiene cosas buenas y cosas malas. Hace que las relaciones sean una posible fuente de dolor, pero también una fuente de crecimiento inmensa. Si puedes reflexionar acerca de tus relaciones, puedes aprender muchas cosas de ti. Muchos de nosotros sanamos a través de las relaciones, siendo más conscientes de cómo nos manifestamos ante los demás, reflexionando acerca de lo que podemos hacer diferente y luego intentando elegir nuevas maneras de ser.

El mundo sería un lugar más amable y fácil si a todos nos enseñaran las bases de cómo estar en una relación saludable en la etapa escolar. Sin embargo, lo aprendemos con las experiencias. Equivocándonos, aprendiendo y volviéndolo a intentar. Cuando nos falta conocimiento fundamental sobre nosotros mismos, y sobre cómo funcionan las relaciones, acabamos proyectando las partes de nosotros no deseadas en otras personas, y perseguimos a personas que no son buenas para nosotros o elegimos a personas que repiten nuestras heridas de la infancia. La forma como aprendemos cosas de nosotros es experimentándonos en una relación con otra persona. Esto significa que las relaciones siempre serán una gran parte del proceso de crecimiento. Simplemente tenemos que asegurarnos de que despertamos la curiosidad e intentamos aprender de nuestras experiencias, responsabilizándonos de la parte que nos corresponde en vez de avergonzarnos a nosotros o a la otra persona por lo que estuvo mal.

A mi yo adolescente le parecían complicadas las relaciones porque era algo que no había hecho antes. Y, seguramente, si no hubiera vivido años de terapia y reflexión seguiría cometiendo los mismos errores. Con esto no quiero decir que ahora sea una parte ejemplar en mis relaciones; sigo aprendiendo, como lo hacemos todos. Pero lo que ahora sé es que las buenas relaciones requieren dedicación y práctica. Deberíamos reflexionar constantemente acerca de lo que está bien y de lo que no, y ser más conscientes de nuestros patrones y nuestro pasado para poder aprender de lo que no estuvo bien y esforzarnos por hacer las cosas de una forma distinta la próxima vez.

Nunca seremos perfectos (arruinar las cosas es inevitable). Pero, por lo menos, podemos intentar que las relaciones que tenemos sean un poco más sencillas.

A ver: si te pareces aunque sea un poco a mí, leerás esta parte del libro con alguien en mente. Pensarás en todo lo malo que tiene y en todo lo que puedes hacer para que cambie. Sincérate contigo: ¿Cuántas veces has pensado que «si [mi pareja] cambiara solo eso, todo sería genial»?

Al fin y al cabo, centrarnos en cambiar a otra persona es una manera de evitarnos a nosotros mismos. Puede que no te des cuenta de que mientras vayas por la vida buscando cómo hacer que alguien se comprometa, o tenga un apego menos evitativo, o deje de ser tan narcisista, los cambios en tu relación serán mucho menos probables, porque lo único que podemos cambiar es a nosotros mismos.

Tenemos que entenderlo. A veces esto implica salir de una situación que no funciona, a veces significa que tienes que tomar la responsabilidad que te corresponde, a veces conlleva tener conversaciones difíciles o poner límites. En esta sección vamos a repasarlo todo, pero te imploro que hagas lo que tardé años en entender: mientras leas estas páginas, céntrate en ti. No utilices esta información para intentar arreglar a la persona con la que sales porque estarás perdiendo el tiempo. Reflexiona acerca de tus sentimientos, tus patrones, tus comportamientos. La introspección es el motor del cambio.

En las relaciones sentimentales, realmente no puedes hacer las cosas «bien» o «mal», solo puedes aprender. Y aprendes estando en relaciones y viviendo nuevas experiencias con diferentes tipos de personas y valorando lo que te hace sentir bien. En vez de ver cada situación como un problema o un campo de minas, intenta tomar cada nueva conexión y primera cita como una oportunidad de conocerte mejor a ti. Todo es un experimento para que aprendas lo que te gusta, lo que no te gusta, cuáles son tus patrones, cuáles son tus detonantes y, finalmente, quién eres.

Dicho eso, salir con alguien nos hace sentir muy vulnerables. Evoca nuestras necesidades y miedos primitivos: desear que nos quieran, el miedo a que nos rechacen, el riesgo a que nos hieran o el miedo a acabar solos. Así que, aunque la teoría diga que todo eso es una experiencia de aprendizaje, también es normal que nos sintamos desafiados y agitados. Sé amable contigo e intenta mantener la curiosidad. Puede que incluso disfrutes del proceso.

Desde luego, todas las relaciones tienen sus desafíos, pero en esta sección me voy a centrar principalmente en las relaciones románticas, porque suelen ser el entorno en el que pasamos más apuros.

Voy a repasar algunos de los problemas y patrones más comunes que veo en las relaciones. Esta lista no es exhaustiva (hay un sinfín de maneras en las que las relaciones nos pueden provocar aflicción), pero intentaré cubrir algunos de los temas centrales, lo que podría estar detrás de ellos y cómo podemos contribuir a mejorarlos.

PRIMERA SECCIÓN

Soltería

EN SOLITARIO

¿Cómo puedo ser feliz en solitario?

Esta es una pregunta que me hacen a menudo, y es algo con lo que yo misma luché en el pasado. Somos una especie impulsada por las relaciones; esto significa que estamos programados para amar. En nuestra sociedad moderna, la mayoría de nosotros ya no vive en comunidades, lo cual genera un estilo de vida bastante solitario. Vivimos en casas separadas, almorzamos delante de la computadora, llamamos a nuestros padres cada dos semanas, salimos con nuestras amistades para tomar algo rápido y luego volvemos a casa, donde estamos solos de nuevo. No es de extrañar que seamos tantos los que nos centremos en las relaciones románticas para satisfacer nuestra necesidad de conexión.

Además de todo este aislamiento, luego van y nos dicen que tenemos que estar felices solos y no obsesionarnos con estar en una relación. ¿Cómo satisfacemos nuestra necesidad de proximidad e intimidad mientras somos fuertes e independientes a la vez? Negar nuestra necesidad natural de tener una relación no debería ser algo de lo que nos enorgulleciéramos. Todos necesitamos a la gente; todos necesitamos relaciones para sobrevivir. No debe avergonzarnos pensar que estamos necesitados o que queremos una relación desesperadamente. Necesitar relaciones es tan válido como necesitar comer o respirar.

Si no tienes pareja e intentas reprimir tu necesidad de conexión, seguramente experimentarás soledad y luego pena por sentir soledad. Siempre que pienso en la soledad, pienso en mi perro. Todos sabemos que es cruel dejar a un perro solo. Son animales que viven en manadas, y la mayoría de la gente dice: «No deberías dejarlos más que unas pocas horas o se pondrán tristes». ¿Y qué pasa con los humanos? Los humanos son más sociales que los perros y, sin embargo, nadie piensa que sea cruel dejarnos solos durante más de unas pocas horas. Está claro que estar solo es normal y puede ser revitalizador, pero ¿por qué nos animan constantemente a ser felices en solitario? No estamos hechos para ser totalmente independientes los unos de los otros; estamos hechos para conectar.

He aquí una lista de cosas que me he dicho en los momentos en que he estado soltera:

- Estoy desesperada.
- Debería ser feliz yo sola.
- No valgo nada si no estoy en una relación.
- Le doy pena a todo el mundo.
- Está claro que nadie me querrá nunca.
- No necesito a nadie.
- Soy demasiado dependiente.

¿Te das cuenta de la cantidad de vergüenza que hay aquí? Nunca ganas: o te equivocas por querer estar en una relación o te equivocas por estar solo. Y estas frases no me las saqué de la manga; son doctrinas que absorbí de la cultura que me rodea.

Desde mi familia intentando emparejarme con personas que claramente no eran para mí, hasta verme excluida de eventos solo para parejas, o la insistencia de las redes sociales de que tengo que ser fuerte e independiente, la presión por encontrar pareja de inmediato y, a la vez, la presión por sentirme cómoda en mi soltería es algo doloroso y desconcertante. No me malinterpretes: no hay nada malo en querer estar soltero y no hay nada malo en querer una relación.

¿NO TIENES QUE QUERERTE TÚ ANTES DE QUERER A OTRA PERSONA?

La gente dice que tienes que ser feliz en solitario antes de poder estar en una relación sana, pero yo no estoy de acuerdo con esta afirmación. Yo creo que la gente puede encontrar una gran sanación en el seno de una relación romántica. No aprendes a quererte evitando el amor. Las relaciones son el contexto en el que sanamos.

Con esto no quiero decir que tengas que estar en una relación romántica para sanar, ni que seas incapaz de sanar si no tienes pareja, pero quiero desmentir el mito de que tienes que quererte antes de poder estar en una relación. El crecimiento se da cuando nos tenemos que enfrentar a los mismos detonantes y lidiar con ellos de forma distinta. Sanar es atreverse a enfrentarte a esos detonantes, no evitarlos.

Somos criaturas relacionales; necesitamos a los demás para sentirnos a salvo. Esto no solo implica relaciones románticas; el crecimiento se puede dar en cualquier relación. Aprendes a quererte cuando dejas que los demás te quieran. Así que no sientas que no puedes arriesgarte en el amor si aún tienes que hacer un trabajo interno. Puede que el amor sea exactamente lo que necesitas.

Uno de los motivos por los que ser soltero puede ser tan difícil y las relaciones románticas pueden provocar tanto dolor es porque nuestra sociedad individualista nos dice que todas nuestras necesidades deberían satisfacerlas nuestras parejas románticas. Esto hace que sea imposible encontrar a alguien que cumpla todos los requisitos. Confiamos en que una sola persona cubrirá las necesidades que antes cubría una comunidad entera. Las expectativas que tenemos de que nuestra pareja sea nuestra mejor amiga, nuestra pareja económica, nuestra compañera de piso, nuestra familia y nuestra pareja sexual son casi imposibles.

Esto también significa que cuando no estamos en una relación, sentimos que, por defecto, nos falta alguien que cubra todos esos roles. La implicación natural de esto es que, cuando alguien muestra interés en nosotros, puede que nos sintamos obligados a meternos de cabeza en una relación con esa persona, simplemente para no tener que sentir la soledad que se deriva de estar soltero en nuestra sociedad actual.

Constrúyete una comunidad

Estar feliz en solitario implica construirte una comunidad, para que puedas sentirte conectado fuera de una relación romántica. Apóyate en tus amistades, adquiere nuevos intereses y cuida antiguas amistades que se habían quedado por el camino. Reserva vacaciones, visita más a tu familia, llama a alguien cuando te sientas solo. Este es el momento de plantearte la calidad de las conexiones que tienes, no necesariamente la frecuencia. Busca relaciones en las que puedas ser vulnerable.

Únete a círculos en los que se compartan experiencias o grupos en los que realmente puedas ser tu auténtico yo y conectar a un nivel más profundo.

Luego, si más adelante surge algún interés romántico, puedes evaluar si esa persona encaja bien contigo de forma sana, desde la abundancia y la satisfacción, en vez de lanzarte a los brazos de la primera persona que se interesa por ti porque tienes unas ansias desmesuradas de conexión. Cuando nuestras necesidades las satisfacen muchas otras personas y diferentes aspectos de nuestras vidas, hay menos presión en nuestras vidas románticas. Entonces podemos decidir que queremos estar solos o entrar en una nueva relación sin que nos motive la desesperación por ningún tipo de conexión.

Ejercicio

¿Qué expectativas tienes de una posible pareja? Anótalas aquí (con sinceridad):

____

____

____

____

¿Cómo puedes satisfacer algunas de estas necesidades fuera de una relación romántica? ¿Hay otras relaciones que puedas cuidar y que te puedan ayudar a aliviar la presión por tener pareja cuando no la tienes?

____

____

____

____

Piensa en tres cosas que puedas hacer por ti que creen romance, amor y conexión:

1. ____________________________________
2. ____________________________________
3. ____________________________________

¿Tengo que estar en una relación para gozar de salud?

Como vivimos en una cultura tan obsesionada con las relaciones, puede que nos hayan hecho creer que estar en una relación es necesario para gozar de salud y felicidad. Pero esto no es así. Puede que lo leas y pienses: «Pero ¡si me encanta la soltería!». No hay nada malo en eso; no deberías avergonzarte por querer estar solo. Ser soltero no significa que te cierres al amor; puedes querer y que te quieran en tus relaciones. Hay personas que prefieren de verdad estar solas, y es una opción totalmente válida (solo tienes que ignorar los numerosos mensajes de Hollywood o Disney, así como los de tus padres, amistades, redes sociales, el día de San Valentín y todo el catálogo que queda en medio).

Para algunas personas, las relaciones románticas son demasiado dolorosas y no pueden soportarlas, así que se sienten mucho más satisfechas y equilibradas cuando están solas. Si sueles perderte en las relaciones, puede que sientas que estar a solas es la única manera de mantener tu identidad y priorizar tus propias necesidades. Irónicamente, cuando estuve soltera, fue cuando más estable me sentí: no tenía relaciones complicadas que jugaran con mis emociones y me parecía más fácil mantener la sensación de integridad cuando estaba sola. Las relaciones son complicadas, te detonan y te enseñan un espejo con todos tus patrones. Al estar soltera (y no persiguiendo a alguien), me he sentido más conectada conmigo que al estar en la relación equivocada.

Dicho eso, puede que la evitación no sea una solución a largo plazo si lo que quieres es una relación. Muchas personas sabotean las relaciones, inconscientemente, porque tienen miedo. Si estás soltero porque evitas la intimidad o porque las relaciones te resultan demasiado dolorosas, puede que tengas algunas heridas abiertas que necesitan atención para que tu experiencia con las relaciones sea un poco menos complicada. Mientras haces un trabajo interno, puedes encontrar conexión y romance en tus otras relaciones. Incluso puede que estas sean el entorno en el que puedes sanar antes de enfrentarte a la intensidad de una relación romántica.

RELACIONES FANTÁSTICAS

A veces la fantasía es más fácil que la realidad

Para algunas personas, es más seguro y cómodo permanecer solteras y vivir relaciones de fantasía, incluso si conscientemente quieren estar con alguien.

Jay me cuenta, sin vacilar, que ha arruinado su vida. Lleva toda su existencia desesperado por encontrar a su media naranja. Al final la encontró, pero lo echó todo a perder. Por eso está aquí, para recuperarla y evitar que le vuelva a pasar.

Desde que era joven ha sido un romántico empedernido. Era el niño que agarraba rosas para dárselas a las niñas y se les declaraba en el patio. Su hermana mayor solía meterse con él porque siempre llegaba a casa con una novia distinta. Siempre le recuerda la vez que, accidentalmente, acabó con dos citas para la discoteca de la escuela y tuvo que hacerles creer que estaba enfermo para que no se enteraran. Sus amigos también se ríen de él por ser tan débil y enamorarse en cuanto cruza la mirada con una chica.

Sabe que se enamora a lo grande, pero le encanta esa sensación de estar enamorado. Pasaron dos meses enteros desde su última relación y está preparado para conocer a alguien. Descarga una serie de aplicaciones y empieza a salir con chicas, organizando noches de salsa y paseos por el canal bajo la luz de la luna. Las citas son lo máximo, pero las chicas no. Ninguna de ellas tiene nada de malo en sí, pero está buscando la relación definitiva, los fuegos artificiales, esa sensación de que se te para el corazón y hace que se detenga el tiempo. Es una quiniela, le dicen, con lo que sube la apuesta y programa cinco citas a la semana. Pero sigue sin encontrar a nadie que lo emocione como él quiere.

En una de esas citas superfluas en un bar donde había jazz en directo, una mujer con un traje de terciopelo y un sujetador naranja debajo de la americana sale al escenario. Se llama Yaz, dice al público con una voz ronca. Con elegancia, le mira con una sonrisa coqueta, luego abre la boca y canta. Jay se quedó embelesado. La manera como se mueve mientras canta demuestra que está segura de sí misma, pero que a la vez es vulnerable. No puede quitarle los ojos de encima, su boca le hipnotiza. La chica con la que había quedado le hace una pregunta sobre su trabajo y él parpadea y regresa al mundo, robando una última mirada a Yaz antes de responder. No sabe nada de esa mujer, solo que la necesita.

Después de acompañar a su cita a la parada del autobús, vuelve corriendo al bar, deseando encontrarla aún allí. Ve la funda de la guitarra apoyada en la barra del bar nada más llegar y sonríe por la victoria. Luego se aclara la garganta, se alisa la camiseta y se sienta a su lado...

Su amor es todo lo que había anhelado: apasionado, sexi, lo tiene todo. Le encanta. Su hermana se mete con él porque dice que está yendo todo muy rápido, pero él le asegura que ella es su media naranja. Se presentan a sus respectivos amigos; ella conoce a su madre; al cabo de unas semanas, incluso hablan de irse a vivir juntos. Quizá este sea realmente el gran amor que siempre había soñado. Entonces Yaz bromea acerca de ser su mujercita. Siente un destello de irritación en el estómago; lo ignora. Luego él se da cuenta de que Yaz tiene la costumbre de decir «qué divertido» en vez de reír. Esto le irrita un poco, pero también lo ignora. En la cama, bailan con los brazos un tema tecno desconocido que él puso con orgullo, y luego Yaz pone una canción de K-pop. «Estarás bromeando», dice, más con un tono de instrucción que de pregunta. Ella lo hizo en serio. ¿Realmente puede estar con alguien a quien le gusta la música basura? Las diferencias se van agravando. Yaz dice que tal vez un día podrían irse a vivir a otro país; él quiere quedarse en casa. Quizá no sean tan compatibles como había esperado.

Les transmite a sus amigos la preocupación de que, seguramente, Yaz no sea tan estupenda como pensó al principio, y estos le contestan que ha perdido la cabeza. «Es perfecta para ti. No eches a perder algo tan bueno una vez más». Pero la sensación irritante no lo abandona. Una noche está en un bar, borracho. Una chica le hace ojitos. Sabe que no debería, pero algo se apodera de él, una fuerza superior a él, que le anula toda la culpa y los remordimientos que sentirá a la mañana siguiente. La besa.

Yaz no tarda en enterarse y corta con él, desconsolada. Pero, al final, quien está desamparado es Jay. Cuando Yaz se va, se lleva consigo los recuerdos de sus defectos, dejando atrás una versión idealizada que él no puede tener. Los problemas que antes le molestaban ahora le parecen irrelevantes. ¿En qué estaba pensando? No importa que le guste una música diferente o que tenga hábitos irritantes. Era su media naranja, todo lo que había querido. ¿Por qué lo había arruinado de esa manera?

Podríamos decir que Jay es narcisista, infiel, insensible y un imbécil egoísta. Puede que todo esto sea verdad, pero esto solo es la punta del iceberg. Debajo de la superficie, Jay tiene motivaciones inconscientes que le llevan a estropear las cosas. Saboteó la relación por un motivo, pero aún no lo sabe. ¿Por qué lo hacemos? ¿Por qué saboteamos las cosas que sabemos que son buenas para nosotros y que nos harán felices?

¿Qué pasa bajo la superficie?

Esto me parece un clásico caso de autosabotaje. En cuanto las cosas se pusieron serias con Yaz, Jay sintió miedo.

Recuerda que a nuestra mente no le importa la felicidad; solo le importa la supervivencia. Así que si percibes aquello que deseas como una amenaza, tu inconsciente lo saboteará por ti.

¿Por qué debería Jay pensar que estar con Yaz es una amenaza para su supervivencia? Parecería evidente que estar en una relación feliz le debería aportar beneficios, ¿no? Lamentablemente, Jay me explica que no tuvo experiencias muy felices con sus primeras relaciones. Creció en una zona complicada, en un estado plagado de violencia y crimen. Él era un niño listo y feliz que forjó amistades sólidas con los chicos de la escuela. Su mejor amigo, Malik, y él eran uña y carne. Sus madres eran también muy amigas, y ellos crecieron juntos como si fueran hermanos. En la adolescencia pasaban horas riéndose juntos con videos tontos, se sentaban juntos en todas las clases, se daban consejos sobre cómo hablar a las chicas. Malik estaba presente en todas las fotos de familia, en todas las navidades, cualquier día, aunque no se celebrara nada, en cada recuerdo y cada historia de su vida.

Hasta que cumplieron los catorce, cuando pasó lo inimaginable. Malik estaba en el lugar equivocado en el momento equivocado. Jay recuerda la llamada de su madre. Estaba intentando quitarle el cuchillo de las manos a alguien y terminó recibiéndolo.

La muerte de Malik destrozó a Jay. Dejó de hablar durante tres meses, tenía demasiado miedo de abrir la boca por si se hacía añicos con el dolor que saldría. No lo había dicho lo suficiente, pero Jay nunca había querido a nadie más de lo que había querido a Malik. Este tipo de pérdida no se puede reparar, y nunca se puede reemplazar. Atravesó el duelo y cambió de página (tenía que hacerlo), pero su corazón nunca sanó realmente.

Ahora, de adulto, Jay no se permite volver a acercarse demasiado a nadie como con Malik. Traumatizado por la pérdida, la parte de él que tiene miedo sabotea las cosas cuando se ponen serias porque teme que le vuelvan a hacer daño. Aunque anhele el amor y realmente crea que quiere una relación, no puede arriesgarse a sufrir ese tipo de dolor.

El autosabotaje se da cuando la parte inconsciente y la consciente están en desacuerdo: cuando conscientemente pensamos que queremos una cosa, pero nuestro inconsciente hace lo contrario.

Puede que quieras desesperadamente tener una relación, pero si en tu infancia aprendiste que tener una relación cercana con alguien es peligroso porque la gente te decepciona o desaparece, tu inconsciente saboteará cualquier esperanza que tengas de construir relaciones felices. Si quieres dejar de fumar o beber, pero tu mente aprendió que esa es la mejor manera de contener tus sentimientos, te resultará muy difícil parar.

¿Qué pasó con Jay?

Jay desarrolla un apego a la terapia tan rápido como el apego a Yaz. Todo lo que digo es «magnífico», cada sesión es «transformadora». Entre sesiones reflexiona mucho y viene lleno de nuevos recuerdos y pensamientos que ha acumulado para contarme. Suelta «ooh» y «aah» mientras hablo, con los ojos bien abiertos, como si fuera un niño comiendo helado por primera vez.

Esta intensidad se puede producir cuando alguien empieza a pensar en sí mismo por primera vez; hay esperanza y emoción en ver las cosas desde una perspectiva completamente nueva y que alguien te escuche, a menudo por primera vez en tu vida. Pero hay algo acerca del aplauso obsesivo de Jay que me parece un poco irreal. ¿Me está idealizando igual que idealizó a Yaz? No voy a mentir, que te idealicen así es una buena caricia al ego, pero también conlleva mucha presión, como si todo lo que yo dijera tuviera que ser perfectamente armónico y profundo para estar a la altura de su versión de mí.

Entonces pasa algo inevitable: me equivoco con algo. Le llamo por el nombre equivocado. Un desliz de la lengua, que retiro al momento y por lo que me disculpo, pero el daño ya está hecho. Se puede palpar su decepción. Lo veo en la manera en la que se le tensa el cuerpo, en cómo sus ojos se van a un rincón del consultorio, negándose a cruzarse con los míos.

—Lo siento —repito—. Parece que te dolió.

—No pasa nada —replica, con los ojos aún fijos en la esquina.

Su retirada es agresiva. Me siento como si hubiera cometido un pecado terrible que no puedo reparar de ninguna manera.

No viene a la siguiente sesión. Me pregunto si se enfadó conmigo, si le resulta demasiado difícil venir y decírmelo, si me está castigando al no venir. Luego recibo un correo: «Querida Annie, ya no puedo venir a las sesiones, gracias por todo».

Tardé un tiempo en entender lo que había pasado, y puede que nunca llegue a saberlo del todo, pero sospecho que, igual que con Yaz, Jay no pudo tolerar mis imperfecciones.

Para algunas personas, sobre todo aquellas a las que decepcionaron profundamente en el pasado, la gente es o buena o mala. Y da lo mismo si la persona no tuvo ninguna intención de herirte, o te deja sin que sea su culpa. La muerte de Malik le enseñó a Jay que las personas a las que quiere lo dejarán, y por eso no puede confiar en nadie. Tan pronto una persona nos hiere (aunque sea involuntariamente) o comete un error, nuestro cerebro de niño da por sentado que ya no es una persona buena y que ya no se puede confiar en ella. En realidad, la gente no es o buena o mala; todos somos capaces de hacer daño a los demás y de cometer errores, incluso si hacemos todo cuanto podemos para evitarlo y no tenemos ninguna intención de hacerlo. Cuando idealizamos a la gente como hizo Jay conmigo y con Yaz, nos protegemos de la posibilidad de que un día la caguen y nos hieran. Para estar en relaciones cercanas, tenemos que arriesgarnos a que nos hagan daño.

Aunque conscientemente quería hacer terapia y le estaba pareciendo útil, para Jay, la intimidad y la vulnerabilidad de la relación era demasiado arriesgada. Así que en cuanto cometí un error y me caí del pedestal, supongo que le dio demasiado miedo quedarse y arriesgarse a que le hiciera daño otra vez.

Yo me quedé con una sensación de insatisfacción y tristeza por no haber podido ayudar a Jay con esto y hablar de cómo le había molestado y de cómo podíamos superarlo. La idealización inicial de Jay hacia mí fue una fantasía. Los terapeutas nunca somos perfectos, nadie lo es. Si Jay se hubiera quedado y hubiera aprendido a aceptar que la gente a veces se equivoca y que esto es algo que tienes que aprender a tolerar si quieres tener relaciones cercanas, quizá hubiera aprendido a encontrar la manera de pasar de las relaciones de fantasía al Gran Amor que quería con tanta desesperación.

¿Por qué tenemos relaciones de fantasía?

Las relaciones de fantasía son una defensa frente a la intimidad. Mientras vivimos desde la mente, no nos arriesgamos con un amor real.

El amor es aterrador. Cuando nos permitimos querer a alguien, somos vulnerables. Nos arriesgamos a que la otra persona cambie de opinión, a que se vaya, a que sea infiel, a que se muera. No me cansaré de insistir en que somos muchos los que saboteamos nuestras relaciones románticas porque, en el fondo, tenemos mucho miedo de que nos hagan daño. Esto es especialmente relevante si te hicieron daño antes, en tu infancia o en tu vida adulta. Esperamos que nos vuelva a pasar lo mismo, lo cual hace que nos mostremos reacios a dejar que alguien se nos acerque.

Perseguir a alguien que no está disponible, con quien creamos una relación entera en nuestra cabeza, es una manera de minimizar el riesgo.

Puede que digamos que queremos una relación, puede que tengamos citas en abundancia y nos obsesionemos con estar con alguien, pero nuestro comportamiento diga otra cosa. Saboteamos nuestras relaciones, elegimos a personas que no están disponibles, rechazamos a personas a las que gustamos y perseguimos a las que no.

Aunque gran parte de lo que te he contado implica mirar hacia vista atrás para entendernos, a veces nuestros problemas no solo se centran en nuestro pasado, sino en el futuro y lo que nos depara. El futuro implica tiempo, hacerse mayor y la pérdida que esto conlleva. Debajo de las relaciones de fantasía puede haber, a veces, un deseo de ser siempre niños, conectados con nuestros padres. Muchos de nosotros no queremos tener que crecer y entrar en relaciones adultas con toda la intimidad y el dolor potencial que puedan acarrear.

Analicemos algunas de las razones por las que huimos de las relaciones, mirando hacia el pasado, presente y futuro.

1. **PASADO.** Nos hicieron mucho daño en el pasado, ya fueran nuestros padres, nuestras amistades de la escuela o nuestras relaciones pasadas. Si aprendimos que las relaciones nos hacen daño, tendremos la expectativa de que todas las relaciones serán iguales. Fantasear y perseguir a personas con las que no podemos estar o a las que no gustamos evita que tengamos que volver a vivir todo ese dolor.
2. **PRESENTE.** No queremos estar en el presente. En el presente nos sentimos solos y avergonzados porque todos nuestros amigos tienen una relación y nosotros estamos solteros. Quizá no queremos sentir ese dolor, con lo que creamos historias en las que la vida es distinta, sin vergüenza ni soledad. O tal vez estamos en una relación, pero atascados en la fantasía de que esa persona será distinta; no queremos aceptar la experiencia presente de estar con esa persona, porque si lo hiciéramos, ten-

dríamos que irnos. Vivimos en una fantasía para evitar la realidad.

3. **FUTURO.** No queremos hacernos mayores. Si aún no nos separamos emocionalmente de nuestros padres, es difícil tener relaciones adultas serias. Si tuviste una relación muy estrecha con tus padres, pero ellos no solían verte como una persona independiente, puede que aún estés «enredado» con ellos. Este suele ser el tipo de relación que tiene límites mezclados, en la que te sientes responsable de los sentimientos de tus padres y te cuesta tener opiniones distintas a las suyas o hacer cosas con las que no están de acuerdo. A menudo, cuando seguimos enredados con nuestros padres, puede ser complicado desarrollar relaciones románticas adultas, porque hay una parte en nosotros que no quiere pasar página de nuestra familia.

Cómo alejarse de relaciones de fantasía

Para salir de las relaciones de fantasía y adentrarte en las reales, es importante reconocer que hay una parte de ti que, seguramente, tiene miedo de estar en una relación real. Identifica y etiqueta aquello que te da miedo. Recapitula las relaciones que te hirieron y conecta con la parte de ti que tiene miedo y es vulnerable. Si reconoces esa parte como tuya y la aceptas, será menos probable que huyas. Luego puedes reflexionar acerca de lo que te están mostrando tus fantasías: te pueden estar enseñando lo que sí quieres. Reflexiona acerca de tus fantasías, aprende qué es lo que extrañas en tu vida e intenta encontrar maneras de satisfacer esos deseos, ya sea a través de relaciones románticas o por otras vías.

Luego intenta satisfacer esas necesidades por otros medios. Encuentra una amistad con la que compartir aficiones o vivencias para ganar más seguridad en tu sentido de identidad; encuentra maneras de sentir más intimidad contigo y con otras personas. Si podemos satisfacer nuestras necesidades fuera de una relación, habrá menos presión a la hora de corresponder a nuestras descabelladas fantasías.

Y si lo que quieres es una relación, tienes que asumir el riesgo. Esto significa quedarte incluso cuando la otra persona no es perfecta, intentarlo todo para que las cosas funcionen, desafiando a tu saboteador interno cuando decida activarse. Sí, abrirte al amor implica que seguramente te harán daño, pero te prometo que todo saldrá bien, porque incluso si las cosas van mal, te tendrás a ti. Y esto no te lo puede arrebatar nadie.

SOLEDAD

¿Cómo puedo sentir menos soledad?

Uno de los principales motivos por los que la gente tiene miedo de no tener pareja es por la soledad. Aunque esta es una preocupación muy común y comprensible, estar soltero no significa necesariamente estar solo, igual que estar en una relación no implica necesariamente que no sientas soledad. No hay nada más solitario que estar en una relación en la que no sientes conexión con la otra persona, en la que tienes que esconder partes de ti o luchar por la atención. La soledad va más allá de si estás en presencia física de otra persona o no, es un concepto un poco más profundo.

La conexión que tenemos con nosotros es el mejor factor que predice lo profundo que podemos conectar con los demás. Si quieres conexiones más profundas con la gente, empieza conociéndote a ti.

Para mí, la soledad se basa en cómo de comprendido e incluido te sientes en el mundo. Ha habido momentos en mi vida en los que he tenido una vida social próspera, en los que estaba rodeada de gente y a la vez me sentía indescriptiblemente sola porque no estaba siendo mi auténtico yo, con lo que nadie me veía realmente como era. No lo hacía conscientemente, apenas me daba cuenta de que no estaba siendo mi auténtico yo, porque no me lo estaba mostrando ni a mí misma. Simplemente me sentía vacía y desconectada.

La cura para la soledad es la verdadera conexión. Esto significa quitarte la máscara y ser vulnerable. Todos queremos que nos vean, pero solo podemos hacerlo si nos atrevemos a mostrarnos.

Lamentablemente, es más fácil decirlo que hacerlo, porque si llevamos esas máscaras, es por algo. Nuestro yo inconsciente e infantil cree que así estaremos a salvo, porque en su momento nos protegió. Pero ahora, de adultos, hace que estemos solos y desconectados.

¿Qué significa ser tu verdadero yo?

La idea de un yo verdadero y un yo falso la propuso por primera vez el pediatra y psicoanalista Donald Winnicott.[1] La idea es que la gente forma un yo falso que es una especie de máscara social que desarrollamos para proteger nuestro yo más vulnerable y real. El yo falso es cómo aprendimos a adaptarnos a nuestras familias y a la sociedad. Es el que se ríe de una broma que en realidad nos hizo daño, el que hace cosas que otras personas quieren que hagamos incluso si nosotros no queremos, el que se queda callado cuando estamos descontentos, el que lleva ropa que no nos gusta para encajar, el que sonríe en vez de enojarse.

Cuanto más aceptados nos sentimos por parte de nuestros padres cuando somos pequeños, más queridos y aceptados nos sentiremos por parte de nuestro yo verdadero. Puede que nuestros padres no fueran perfectos, pero si aprendimos que nuestras necesidades y sentimientos más sinceros eran correctos, creceremos con la confianza de que podemos ser nuestro verdadero yo. Que si lloramos, alguien hará todo cuanto pueda para estar a nuestro lado y entendernos.

Si no nos sentimos aceptados o no recibimos suficiente atención por cualquier motivo (uno de tus progenitores estaba enfermo, deprimido, distraído, no estaba muy presente, o quizá no se te aceptaba socialmente por ser homosexual o trans, o tener un cuerpo más grande, o formar parte de una minoría étnica, etcétera, desarrollaremos un yo falso con el que nos comportaremos como creemos que los demás quieren que nos comportemos en vez de como realmente somos. De aquí pueden surgir las ansias de complacer a los demás: pensamos que tenemos que ser buenos y obedientes y agradables para que nos quieran, con lo que nuestro yo verdadero queda reprimido.

Yo me lo planteo como una balanza: lo grande que es nuestro yo falso en comparación con nuestro yo verdadero. Aquí tienes algunas señales de que tu yo falso tiene fuerza:

- Sientes soledad incluso cuando estás con otras personas.
- Eres muy consciente de los sentimientos de los demás y de cómo deberías actuar en situaciones sociales.
- No sueles tener grandes emociones y, si las sientes, no las muestras a los demás.
- Sientes la necesidad de pensar positivo y tienes problemas con la negatividad.
- Te centras en tu imagen y te preocupa lo que puedan pensar los demás de ti.
- No te sientes presente.

- Tienes una vida exitosa, pero por dentro te sientes vacío.
- Te cuesta ser vulnerable.
- Te das cuenta de que dices mucho: «Estoy bien».

Si esto te resulta familiar, puede que estés mucho tiempo llevando una máscara social, lo cual puede interferir en tu conexión con los demás y contigo mismo. Somos muchos los que no tenemos ni idea de quiénes somos realmente: nuestro yo falso es tan bueno que ni sabemos la diferencia entre lo que es falso y lo que es real. Luego construimos relaciones basándonos en nuestro yo falso, pero nos parece que falta algo o nos sentimos vacíos.

A menudo, la soledad puede ser eco de una experiencia anterior en la que hayas tenido que esconder tu verdadero yo. Tu niño interior puede que recuerde un momento en el que tuvo que esconder quien era. Algunos de nosotros no nos hemos quitado la máscara social desde que éramos pequeños, con lo que en nuestro interior tenemos a un niño muy solo que anhela ser visto.

Intenta conectar con ese niño, ser la persona que le haga caso, y luego, lentamente, empieza a mostrarla a los demás. Esta es la mejor manera de sentirte conectado. Aunque sea aterrador y extraño, por lo menos no te sentirás solo.

Cómo conectar con tu auténtico yo

Conectar con tu auténtico yo consiste en sentirte más completo, dejando entrar sentimientos vulnerables para que te sientas con más vida. Consiste en conectar con lo que realmente quieres, en vez de con lo que te dijeron que quieres, y luego mostrarte al mundo sin pedir perdón por quien eres realmente. Para soltar esa máscara, tenemos que aprender que estamos a salvo si nos mostramos.

Sé que para mí resulta muy fácil decirlo, y que hacerlo es mucho más complicado y aterrador; créeme, he pasado por esto. Pero el alivio y la libertad de conocer a tu yo vulnerable, y luego enseñárselo a los demás, es algo que te cambia la vida.

Aquí es donde entra la terapia. La terapia es un lugar seguro en el que puedes practicar ser tu auténtico yo sin las consecuencias negativas que crees que tendrá (o eso espero). Se trata de aprender que estarás a salvo siendo real, dándole a tu yo verdadero un lugar en el que mostrarse sin que le juzguen por ser demasiado egoísta, malo o por estar enojado. Es un lugar en el que, a veces lentamente, los muros del yo falso pueden empezar a derruirse para que puedas conocer a la persona más vulnerable que lleva todos estos años escondida. Esto no solo te permitirá conectar más profundamente contigo, sino que también te permitirá empezar a mostrar esa vulnerabilidad a otras personas, para formar conexiones más fuertes con los demás.

Si para ti la terapia no es una opción, intenta satisfacer estas necesidades en el presente mostrándole tu vulnerabilidad a una persona que te transmita seguridad y alimentando esa parte de ti que se ha escondido toda tu vida y que quiere desesperadamente que le presten atención.

Consejos para sentir menos soledad

1. **Intenta conectar con aquello que escondes.** ¿Hay alguna parte oscura o profunda de la que te avergüences? ¿Por qué crees que no puedes compartir estas cosas con

los demás? ¿Tienes miedo de que estas cosas hagan que la gente te quiera o te acepte menos? Las partes de las que más te avergüenzas son las que necesitan más compasión. Intenta encontrar una manera de aceptar estas partes para que no tengan que esconderse más en la sombra.

2. **Quítate la máscara.** Dile a la gente cómo te sientes realmente. Cuanto más vulnerable seas, más cerca estarás de que te entiendan.
3. **Encuentra una comunidad de gente que piense como tú.** Busca relaciones en las que puedas ser realmente tú. Es más fácil abrirse y ser vulnerable con personas nuevas, con las que esos viejos patrones no están arraigados, así que busca espacios en los que puedas encontrar a esa comunidad.
4. **Ayuda a alguien.** Todos queremos sentir que nos necesitan. Si damos a los demás y experimentamos su reconocimiento y su gratitud, a menudo nos sentimos más conectados.
5. **Intenta estar más presente.** Sentirse menos solo pasa por conectar primero contigo. Ya sea con prácticas de mindfulness, ejercicios de respiración, ejercicio físico, escribir un diario, hablar contigo, bailar... prueba lo que sea que te transporte al momento presente.

SEGUNDA SECCIÓN

Encontrar una relación

CITAS

Un juego arriesgado

Meera es una persona con éxito. Es brillante en su trayectoria profesional como diseñadora de interiores, acaba de pagar la entrada de un piso que reformará ella sola, tiene un grupo de amistades con las que está estrechamente unida desde la universidad, y puede que pronto tenga un perrito. A pesar de todo, Meera no acaba de agarrarle el truco a su vida sentimental.

Meera tiene citas compulsivamente. Su última relación acabó hace tres años y desde entonces ha estado en una serie de «no-relaciones» (véase pág. 216) que parecen acabar todas de la misma forma. El patrón es indiscutible. Se embarca en una sucesión de citas diferentes, y las odia todas. Encuentra a hombres demasiado aburridos o demasiado bajos, que hablan demasiado o están obsesionados con el futbol. Ella quiere un hombre inteligente, creativo, alguien con quien pueda conectar de verdad.

Entonces, de la nada, llega uno. Y se enamora mucho y rápidamente.

Eddie se convierte en la persona más interesante que ha conocido en su vida. En unas pocas citas se obsesiona con él y les dice a todas sus amigas que está enamorada. La miran con incredulidad porque es lo que dice siempre. Pero esta vez va en serio.

Y así es. Realmente se enamora de él. Se envían mensajes todo el día, sus bromas son las más divertidas que haya oído nunca, tiene un gusto musical exquisito y la sonrisa más sexi del mundo. Incluso el sexo es mejor que con ninguna otra persona. Es salvaje, apasionado y urgente. No es como los demás; es fascinante, presente y real.

Luego hay algo que cambia. Meera no sabe bien el qué; seguramente es algo imperceptible para la mayoría de la gente, pero siente que de repente algo no está bien. Él tarda un poco más en responder, propone menos citas y parece distraído cuando están juntos. El zumbido habitual de la ansiedad se dispara. De seguro es por algo que ella hace. Intenta aparentar que está tranquila, pero para sus amigas resulta claro que se está volviendo loca. Pantallazos de mensajes; horas dedicadas a redactar respuestas perfectas; elimina su número para no responderle demasiado rápido; da demasiadas vueltas a lo que se pone, lo que dice, cómo es.

Ella le envía más mensajes, proponiendo ideas para salir, esperando que Eddie siga interesado. Él cada vez se aleja más, pero de forma sutil. Tan sutil que sus amigas le dicen que se está inventando una película. Pero ella tiene claro que eso es un rechazo. Si pudiera recibir algún tipo de garantía de él, quizá se sentiría mejor. Las respuestas de Eddie son cada vez más escuetas y las citas, menos frecuentes.

Está desquiciada, obsesionada con volverle a conquistar, convencida de que volverá a ganar interés si recuerda lo bien que están juntos. Pero ahora ya hace tres semanas que se vieron y sus mensajes de «lo siento, estoy ocupado» empiezan a parecerle poco sinceros. Meera está agonizando. No habla de nada más. Sus amigas intentan brindarle apoyo, pero ella nota que están hasta el cansancio de este tema. Y ella también. Realmente pensó que esta vez sería diferente, pero vuelve a estar en las mismas, obsesionada con un hombre al que parece importarle un comino. Ni rastro de la mujer segura e independiente que era antes de que se conocieran. Se redujo a un despojo miserable y ansioso.

¿Por qué siempre le pasa lo mismo? ¿Por qué le muestran interés y luego desaparecen cuando ella empieza a enamorarse? ¿Les está mandando el mensaje equivocado? ¿Por qué tiene tanto éxito en el resto de su vida, pero es un fracaso absoluto en las relaciones?

Visito a muchas personas como Meera, que prosperan en la mayoría de los aspectos, pero a las que les cuestan las relaciones románticas.

¿Por qué son tan complicadas las relaciones románticas?

Puede que nos resulte fácil esconder nuestras mayores dificultades de los demás y de nosotros mismos, pero el lugar en el que no pueden esconderse es en nuestras relaciones. Si hay sufrimiento en tu interior, tus relaciones también sufrirán.

Ser humano es estar en relación con los demás. Ninguno de nosotros existe en un vacío (¡por mucho que algunos lo puedan desear!). Esto significa que cualquier problema que tengas por dentro se convertirá en un problema en tus relaciones.

Yo no lo acabé de entender hasta que empecé a trabajar como terapeuta y descubrí que las relaciones eran la cuestión más habitual con la que batallaba la gente (no solo relaciones románticas, sino también con familiares, amistades y compañeros). Sí, cada persona tiene sus estados de ánimo y sus relaciones, su desesperación y sus ansiedades, pero todos estos elementos se desarrollan en el campo de batalla de las relaciones, ya sea navegando el imposible mundo de las citas, una amistad difícil, una madre que no está de acuerdo con tus decisiones, un hijo con el que no puedes conectar o una esposa que te fastidia demasiado. Cuando la gente viene a verme, trae sus relaciones consigo.

Esto también significa que trae sus relaciones pasadas. Aquellas personas que les dieron las bases de lo que se supone que debería ser una relación. Cuando se sientan en esa silla, se sientan siendo su yo presente, pero también su yo bebé, su yo niño, su yo adolescente. Y en la sala, con nosotros, están todas las personas que las han moldeado durante estos años. Sus padres y madres, compañeros de clase, profesores, hermanos, héroes, amistades, enemigos.

Y, por supuesto, hay una relación entre la persona que dirige la terapia y el paciente.

El factor principal que predice el éxito de la terapia es la fortaleza de la relación entre terapeuta y paciente. En un metaanálisis de metaanálisis (básicamente, lo mejorcito de la investigación científica) se demostró que una buena relación terapéutica da lugar a resultados mucho mejores en la terapia.[1] Si esto no es una prueba suficiente de que las relaciones lo son todo, mejor vámonos.

Las relaciones se hallan en el núcleo de la sanación, pero también en el núcleo del sufrimiento. Las cosas más traumáticas que nos pasan suceden en el seno de nuestras relaciones.

Recuerda que, de bebés, las relaciones son lo único que sustenta nuestra vida y lo que nos protege de la muerte. Una relación problemática o una falta de relación en esos primeros años puede aterrorizar y traumatizar por completo a una criatura porque le puede parecer algo prácticamente letal.

El problema de las citas

¿Por qué las relaciones románticas son las más difíciles? ¿Por qué Meera puede tener una buena relación con su hermana, un gran abanico de amistades que la quieren y compañeros de trabajo que la respetan, pero no triunfa en el amor?

Uno de los motivos es porque, en la vida adulta, hay más en juego en las relaciones románticas. La amenaza de que te abandonen o te rechacen es mucho mayor en las relaciones románticas que en cualquier otro tipo de relación. Cuando entablamos una amistad, no tenemos la expectativa de que nos separaremos (por mucho que las separaciones con amistades sean devastadoras; más adelante ahondaremos en esto, en la pág. 313). El amor romántico es realmente el único tipo de amor que abordamos anticipando el fracaso. En consecuencia, nuestras respuestas al miedo son exageradas.

Si una amistad no nos contesta un mensaje, puede que no nos moleste en absoluto, pero que una pareja romántica tarde todo el día en responder puede ponernos de los nervios, porque somos más sensibles ante un rechazo por su parte.

Al fin y al cabo, en principio tenemos que ver a esta persona cada día, compartir nuestra economía con ella, quizá crear una familia juntos, hacer que se lleve bien con todo nuestro entorno, encontrarla atractiva, convivir y tener buenas relaciones sexuales con ella. Todas estas exigencias y expectativas hacen que las relaciones románticas sean excepcionalmente complicadas. Además, cuanto más íntimas son nuestras relaciones, más reflejan nuestras relaciones familiares, las cuales aportan multitud de patrones antiguos y desencadenantes.

QUÍMICA SEXUAL

¿La química intensa es algo bueno?

En cuanto Meera se siente preparada para pasar página del capítulo con Eddie, vuelve a probar suerte en el mundo de las citas. Y tras una serie de citas mediocres con chicos a los que no encuentra interesantes, sale con alguien que, de buenas a primeras, puede decir que está fuera de su alcance. Meera lo ve sentado en la barra del bar con un negroni en mano y casi se da la vuelta y se va. Es evidente que él está demasiado bien para ella. Lleva unos auriculares alrededor del cuello, una chamarra vaquera deshilachada y el pelo teñido de rubio que refleja en la luz tenue. Meera lleva una blusa y vaqueros ajustados, con el casco de la bici colgando de la mochila. Esto no irá bien. Le da un vuelco el estómago cuando se acerca.

Llevan tres copas y él se muere de risa con los chistes malos de Meera. Sus dedos tocan los de ella cuando va a agarrar el menú. «¿Tomamos una más?», pregunta él. Meera no lo tiene claro, pero parece como si a él realmente le gustara ella. Alguien como él no se interesaría por alguien como ella, ¿no? Cuando se pone a leer el menú, ella se permite observarlo más detenidamente. Hay algo distante en él que hace que parezca misterioso. Tiene ese tipo de despreocupación que hace que Meera se plantee si siente interés por ella o no. Luego cruzan la mirada o le toca el brazo y una energía burbujeante la atraviesa por completo. Quiere saberlo todo de él.

Al final de la noche, cuando están caminando hacia la estación, ella se da un discurso motivador a sí misma. «Bésalo, a los hombres les gustan las mujeres asertivas». El miedo le atraviesa el cuerpo, le pone una mano en la mejilla, se miran a los ojos y sus labios se funden en un beso. Es el tipo de beso del que la gente escribe canciones. Todo pasión, sexo y la unión de las almas. Meera siente realmente como si hubiera chispas entre ellos. Sonríe fingiendo modestia y le dice que se volverán a ver pronto.

—Creo que estoy enamorada —me dice.

—¿Cómo se llama? —le pregunto, porque me doy cuenta de que aún no me lo había dicho.

—Jay.

Espero hasta que se haya ido Meera para dejar que se me pongan los pelos de punta. ¿Es el mismo Jay? ¿El que idealizaba a la gente y que luego huía cuando las cosas se ponían demasiado reales? Los dos viven cerca de mi consultorio, con lo que no sería una idea descabellada pensar que se podrían haber conocido de alguna forma. Examino a fondo la descripción que me dio Meera: le gusta la música, chamarra de mezclilla, mezcla de intensidad y misterio. Tendría sentido.

Mi primer pensamiento es para Meera: basándome en lo que sé de Jay, esto no acabará bien. Mi segundo pensamiento es para mí: «¿Esto es ético? ¿Cuáles son las normas sobre pacientes que salen con tus expacientes?». Convoco una sesión urgente con mi supervisor para consultar qué hacer. La norma general es que no deberías visitar a pacientes que tengan ningún tipo de relación entre sí. Se supone que tu terapeuta tiene que ser completamente objetivo y ajeno a tu vida, lo cual nos permite poder ver la situación desde un punto de vista más imparcial y mantener la perspectiva. También es mejor mantener los límites firmes. Imagina que visitara tanto a Meera como a Jay; ¿cómo rayos podría mantenerme objetiva sin entrometerme? Por un lado, el mundo es un pañuelo y estas cosas pasan más a menudo de lo que pensarías. Pero, por otro lado, Jay ya no es paciente mío, con lo que, técnicamente, no pasaría nada. Y, sin embargo, hay algo que me sigue pareciendo raro sobre el hecho de haber trabajado con él, y saberlo todo de Yaz y de sus relaciones pasadas.

No puedo decirle a Meera lo que sé, porque tengo que proteger la confidencialidad con Jay. Con lo que, de momento, mi supervisor y yo decidimos no hacer nada al respecto. Intentaré mantenerme imparcial cuando Meera hable de Jay y esperaremos a ver cómo van las cosas.

A Meera le sorprende que Jay le escriba para salir una segunda vez, pero ella está ocupada; él es músico y está de gira por festivales, con lo que rara vez está durante los fines de semana. Consiguen verse tres semanas más tarde y él sigue siendo tan fascinante como Meera lo recordaba. Otra vez le pasa que no es capaz de intuir lo que él piensa de ella. A veces se muestra comprometido, pero en otras ocasiones, se le va la mirada a otras partes, como si buscara algo mejor. Meera pasa a un estado frenético, intentando hacerlo reír desesperadamente, impresionarlo con sus conocimientos musicales, mantenerlo interesado con lo que le dice. Incluso se compró una camiseta nueva que es más atrevida que su ropa habitual.

Deciden que volverán a verse pronto, pero «pronto» se acaba convirtiendo en tres semanas. Tres semanas en las que

Jay cancela y cambia el día, y Meera se vuelve loca. Es un momento complicado para mí, y para la terapia, porque intento centrarme en Meera y no en Jay (para no revelarle que lo conozco y también ayudarla a centrarse en ella misma). Personalmente, no tengo muchas esperanzas para Meera de que Jay se vaya a comprometer con ella de la forma que ella quiere con tanta desesperación.

Ella no piensa en nada más que en él, convencida de que él es el amor de su vida. Habla de él con cualquier persona que la quiera escuchar, lo busca todo de él en las redes sociales, se pasa horas buscando sitios para su próxima cita. Cuando finalmente llega, Meera no puede contenerse. Lo lleva fuera del restaurante y se dan otro beso explosivo. Luego, durante la cena, Jay se va echando para atrás, de nuevo, pasando de estar interesado a estar distraído, sin que se pueda entender por qué. Meera está ansiosa, no tiene claro qué significan estas señales contradictorias. Para su sorpresa, él la invita a su casa al final de la noche y Meera vuelve a estar eufórica. Ella lleva soñando en cómo será acostarse con él desde el primer beso que se dieron. Y es tan intenso y apasionado como se lo había imaginado. Pero luego Jay le dice que a la mañana siguiente tiene que madrugar y le pide que se vaya. Ella intenta no tomárselo como algo personal, a pesar de que había hecho grandes planes de pasar una mañana perezosa en la cama con él, haciendo el amor, pidiendo comida a domicilio y comiéndola ávidamente en la cama. Se va confundida y aún más locamente enamorada que antes.

Las cosas siguen la misma tónica: Jay sigue cancelando citas y tardando en responder a los mensajes; luego se ven y conectan intensa y locamente. Es una agonía y una alegría a la vez. Por un lado, Meera no había sentido nunca una química así. Por otro, Jay aún no ha dejado claro cómo se siente. Parece como si en cualquier momento pudiera perder el interés. Ella se pasa horas esperando que le responda los mensajes, agonizando con sus amigas, metiendo la pata en el trabajo porque no puede pensar en nada más. Y cuando Meera empieza a pensar que quizá esto no es bueno para ella, Jay le manda un mensaje sexi y el torbellino vuelve a empezar. Meera se enamoró perdidamente. Y yo espero constantemente que llegue lo inevitable.

¿La química intensa es algo bueno?

La química y la atracción no son lo mismo que el amor. A menudo tenemos una química intensa con personas que desencadenan nuestro trauma infantil, nos recuerdan algo familiar y esa familiaridad nos parece erótica y excitante. Desde luego, quieres tener química sexual y emocional con tu pareja, pero si las cosas van de un extremo al otro, todo brilla mucho y luego se apaga, puede que signifique que la química del principio realmente sea miedo.

Esto pasa sobre todo con personas que nos hacen sentir rechazadas. Quizá no respondan a los mensajes ni tomen la iniciativa para organizar planes; tal vez se pasan días sin comunicarse o parece que tengan miedo del compromiso. Esta inconsistencia activa heridas de abandono, lo cual desencadena sentimientos de miedo. La adrenalina y la dopamina nos inundan el sistema, lo cual nos hace sentir excitados y vivos. Y podemos volvernos adictos a esta sensación, que nos lleva a la obsesión. No podemos dejar de hablar de esa persona, ocupa todos nuestros pensamientos, empezamos a actuar con un poco de locura y a hacer cosas para intentar llamar su atención. Puede que esos sentimientos nos parezcan muy fuertes y reales, pero, en realidad, son miedo al rechazo, y normalmente surgen de una herida más profunda de rechazo de nuestra infancia.

Parece que Meera siente esta intensa pasión por alguien a quien no conoce muy bien porque él le activa una herida de rechazo de su infancia. Los padres de Meera se separaron cuando ella era pequeña. Su padre se volvió a casar poco tiempo después y tuvo dos hijos con su nueva mujer. Cuando pasaba tiempo con él, era maravilloso; jugaban juntos, la quería y estaba presente. Luego, ella volvía con su madre y su padre volvía con su nueva familia. Con el tiempo, cada vez iba menos a visitar a su padre por la creciente preocupación que sentía él por su nueva familia. Meera tenía la sensación de ser plato de segunda mesa. Ahora cree que la gente solo es atenta y cariñosa a tiempo parcial. Con los hombres, este es el tipo de persona al que suele recurrir: alguien que sea voluble, que la haga sentir especial y adorada, y que luego no responda durante una semana, como su padre.

Desde el principio se sintió inferior, y el carácter distante de Jay, cancelando citas, puede que no hiciera nada más que hacerla sentir más rechazada y confundida.

Miedo al rechazo

El miedo al rechazo es algo con lo que lidiamos muchos. Aunque es normal que nos resulte arduo, puede que seamos especialmente sensibles al rechazo si nos rechazaron de pequeños, porque nuestra mente está intentando protegernos para que no nos vuelva a pasar. Cada vez que tememos que nos rechacen, es posible que venga de alguna experiencia pasada que nos enseñó que la gente que se supone que nos quiere nos hace daño. Inevitablemente, el miedo al rechazo (si no se trata) acaba apartando a la gente y se convierte en una profecía autocumplida en la que, inconscientemente, creamos aquello que temíamos que pasara, porque es lo que sentimos que merecemos.

Las heridas del rechazo no siempre vienen de un rechazo directo, como que te critiquen o te riñan. Las criaturas también se pueden sentir rechazadas cuando las abandonan (por ejemplo, si un progenitor fallece o, en general, estuvo ausente).

El rechazo también se siente en los micromomentos: un progenitor preocupado con el teléfono en mano, emocionalmente desinteresado o que trabaje demasiado (incluso si se hace con buenas intenciones, la criatura puede percibir esta ausencia como un rechazo).

Ejercicio

Reflexiona acerca de tu relación con el rechazo. ¿Cuándo fue el primer momento en el que experimentaste rechazo? Inténta recordarlo, incluso si el rechazo/abandono no fue intencional (una criatura también puede percibir un progenitor volviendo a la vida laboral demasiado temprano, o la muerte de algún familiar, como un abandono). O quizá tu familia estaba presente, pero te rechazaba emocionalmente. ¿Te enseñaron que te rechazarían si actuabas de una determinada manera, mostrando enojo o tristeza, por ejemplo, o si eras demasiado masculino o femenino? ¿Te hicieron sentir mal de alguna manera?

¿Cómo te has sentido cuando te han rechazado? ¿En qué parte del cuerpo se te manifiesta? ¿Se parece a cómo te sentías de pequeño cuando te rechazaban?

En cuanto hayamos conectado con esos sentimientos tan dolorosos, tenemos que consolarnos de la manera que necesitábamos que nos consolaran cuando éramos pequeños. Pregúntate qué necesitaría tu yo de la infancia para sentirse mejor cuando experimentes rechazo. En vez de recurrir a otra persona, ¿qué puedes hacer TÚ para sentirte elegido y querido?

¿Por qué es sexi el miedo?

El miedo puede activar la excitación sexual en el cuerpo, lo cual te embarca en una montaña rusa de altibajos. Esto pasa cuando esa persona se parece a las personas que nos hirieron de pequeños. La química y la excitación que sentimos puede ser, en realidad, miedo y terror de que nos vuelvan a herir de la misma forma.

Esta persona nos recuerda aquel tiempo en el que nuestros padres (por ejemplo) fueron incoherentes; quizá eran muy cariñosos en algunos momentos, pero a veces estaban de mal humor; tal vez se centraban en sus necesidades en vez de en las nuestras, lo cual hacía que nos sintiéramos rechazados. Ese rechazo familiar hace que queramos hacer todo cuanto podamos para evitar que vuelva a pasar y por eso desarrollamos confabulaciones y obsesiones. Nuestro niño interior intenta desesperadamente no volver a sentirse rechazado. Esta desesperación la sentimos como una química intensa. A corto plazo, la adrenalina mata el dolor, con lo que cuando nos vuelven a elegir, el dolor del rechazo se calma y nos sentimos entusiasmados y aliviados.

Puede que el drama nos parezca divertido y emocionante, pero no es amor profundo y seguro. Si te atraen las situaciones dramáticas, puede que haya algo que tengas que revisar de tus relaciones en la infancia.

Quiero que quede claro: la química sexual no es necesariamente una señal de alarma; es una necesidad sana para una relación. Para descifrar si la química intensa es sana o no, tenemos que mirar hacia dentro. Si la química que experimentas te da una sensación de urgencia y de que lo ocupa todo, y va de la mano de comportamientos contradictorios o inciertos sobre cómo se siente la otra persona, puede que sea una señal de que surge de una herida del pasado, en vez de ser una forma de conexión genuina.

Consejos por si sientes una química intensa con alguien

- **Baja el ritmo.** La química no es conexión. Intenta conocer realmente a esta nueva persona sin prisas y sin perder tu sentido de identidad.
- **Intenta ver si esta persona te está tratando de una forma parecida a cómo te trataron en el pasado.** ¿Sigue un patrón?
- **¿Qué vínculo puede tener con tus relaciones de infancia?** Por lo general, la atracción es más intensa con alguien que nos provoca. Despierta la curiosidad acerca de lo que puede que te desencadene de tu pasado.

- **Date la oportunidad de desarrollar lentamente la estima.** El amor profundo se genera con el tiempo, cuando te vas conociendo cada vez mejor con la otra persona. En vez de elegir basándote en la química de la primera cita, experimenta con personas que salgan de tus patrones habituales y da una oportunidad a tus sentimientos para que se desarrollen con el paso del tiempo.

OBSESIÓN

¿Por qué nos obsesionamos con gente que no nos quiere?

Pasa lo peor. Meera ve en redes sociales una foto de Jay en una cita con otra chica. Examina a fondo las redes sociales de la chica. Hay una foto de ella y Jay sonriendo de hace un par de meses, cuando Meera lo acababa de conocer. «Cita con mi chico», dice el pie de foto.

Siento un ápice de alivio, aunque me sabe mal ver a Meera hundirse en un pozo de aflicción. Viene a la sesión hundida en la miseria, con los hombros encorvados y los ojos hundidos. Lo único que puede hacer es llorar y hablar de lo maravilloso que era Jay. Empieza a proyectar ansiedad en su cuerpo. Siente un dolor en el pecho, está convencida de que es un tumor, un ataque al corazón, una sentencia de muerte. Me pregunto si lo que padece Meera es el resultado de un corazón roto.

Me cuenta, con gran detalle, todo lo que pasó entre ellos, una y otra vez. No han hablado, pero ella ha tenido conversaciones continuamente con él en su cabeza. Para Meera, este chico vive en sus fantasías. Se imagina la relación que tendrían que haber tenido. Meera se lo imagina volviendo, devolviéndole la vida y llevándose todo el dolor que le dejó con su ausencia.

Mientras la escucho, noto lo desesperada, confundida y obsesionada que está. Lo primero que pienso es que estos sentimientos tan intensos tienen que ser por algo más allá de este chico. No quiero decir que no sea doloroso que te rompan el corazón (desde luego que lo es), pero sospecho que esto surge de una herida que lleva ahí mucho más tiempo que él. Le pido —igual que te voy a pedir a ti ahora— que piense en el modelo de relaciones que ha tenido en su vida. Qué tipo de expectativas le dieron sus padres de lo que debía ser una relación, con ella y entre ellos.

Ejercicio

Quiero que pienses en la relación que tenían tus progenitores. ¿Están juntos o separados? ¿En qué aspectos eran cariñosos y en qué aspectos eran distantes? ¿Cómo manifestaban el amor, entre sí y hacia ti? ¿Ambos estaban emocional y mentalmente presentes? ¿Los viste manifestarse afecto físico en alguna ocasión? ¿Cómo se hablaban? ¿Se mostraron desprecio el uno hacia el otro de alguna manera? ¿Se mostraron respeto el uno hacia el otro de alguna manera? ¿Qué te enseñó esto de las relaciones? ¿Cómo contribuyó esto a tus expectativas, a tu habilidad de dar y recibir amor?

Cuando lo reflexiones, quiero que pienses en las relaciones que sirvieron de modelo, generación tras generación: las relaciones de tus abuelos, tías y tíos. Todo esto creará un esquema que te ayudará a ver qué es lo que entiendes por relación, qué te crea expectativas que luego trasladas a tus nuevas relaciones.

No solo las relaciones de tu familia moldean tus expectativas, sino también tu cultura. Tu raza, clase social, género, religión y sexualidad te habrán mandado mensajes sobre cómo debería ser una relación. ¿Cuáles son tus expectativas culturales de una relación? ¿Hay normas o juicios sobre el sexo? ¿Hay ciertas normas de género con las que acarrees? ¿Sientes vergüenza por hacer las cosas de forma distinta a la norma? Incluso si conscientemente no estás de acuerdo con algunas de las expectativas culturales que has absorbido, ¿puede que algunas de ellas te hayan calado hasta llegar a tu esquema de cómo debería ser una relación?

Esto es importante porque todos tenemos un concepto de cómo debería ser una relación. Cuanto más conscientes seamos de este esquema, mejor entenderemos de dónde surgen nuestras dificultades.

¿Qué se esconde detrás?

A lo largo de varios meses, intento entender a Meera más allá de Jay (cuáles son sus intereses, sus deseos y su identidad), pero cada vez que conseguimos alejarnos de Jay, ella encuentra la manera de salirse del tema y volver a él. También le pregunto por sus padres con tacto (y a veces con un poco de torpeza), pero se cierra rotundamente y redirige la conversación para volver a hablar de chicos. Me siento frustrada por estar hablando siempre sobre Jay y por todas las maneras en que la sigue obsesionando.

Supongo que su obsesión por los hombres es una estrategia para evitar sentir. Da vueltas y más vueltas a los mismos pensamientos, y nunca permite que se cuele ni un ápice de dolor.

La obsesión en sí es un tormento, desde luego. Lo absorbe todo y, a su manera, es muy doloroso. Pero también es muy embriagadora. Con eso, lo que quiero decir es que está todo en la mente. Hablamos, pensamos, escribimos borradores de mensajes, chismeamos perfiles en redes sociales, evocamos situaciones hipotéticas, imaginamos que vemos a esa persona, hablamos largo y tendido. Y mientras tanto, realmente no sentimos. Es una manera de evitar el dolor real, porque la persona sigue estando con nosotros de algún modo. No la hemos perdido porque, en nuestra mente, la mantenemos en vida.

La obsesión con un ex es en realidad una negación de la pérdida. No queremos soltarle. No queremos pasar el duelo. Incluso si nunca tuviste a esa persona realmente, aun así sientes la pérdida de la relación de fantasía que habías deseado tener.

Hay también algo respecto al rechazo que nos hace volvernos locos. La antropóloga Helen Fisher, en un estudio con imágenes cerebrales, hizo resonancias magnéticas funcionales a un grupo de quince personas a las que habían rechazado recientemente y les enseñó fotos de la persona que las había rechazado (¡no es la mejor actividad que puedes hacer después de que te rompan el corazón!).[1] Ver a su antigua pareja activaba zonas del cerebro implicadas en la motivación y la recompensa, así como el sistema dopaminérgico. El equipo de investigación sacó la conclusión de que el rechazo romántico es «un estado de motivación orientado a un objetivo más que una emoción específica», y que sus resultados «sustentan la hipótesis de que el rechazo romántico es una forma específica de adicción». Básicamente, que nos rechacen hace, literalmente, que nos sintamos aún más atraídos por esa persona. Y esa persecución puede ser adictiva. Por eso «hacerse el desentendido» lleva a la otra persona a desearlo aún más. A ver, ahora no tomes esto como una recomendación para hacerte el desentenido; jugar al gato y al ratón no es una base sólida para una relación sana.

La buena noticia es que también descubrieron que cuanto más tiempo pasaba tras el rechazo, menos actividad había en esas zonas. Esto, básicamente, son evidencias neurocientíficas de que el tiempo cura. Es un poco como dejar en seco una adicción. Cuanto más tiempo te privas de tu adicción, menos adicto te sientes y menos motivado estás a seguirla persiguiendo.

Pero ¿por qué algunos de nosotros perseguimos a la persona que nos rechazó y otros pasamos página y buscamos a alguien con quien el amor sea correspondido? Puede que haya muchos motivos inconscientes, pero a continuación te comento tres razones habituales.

1. Repetir patrones

La manera como Jay trata a Meera es un reflejo directo de cómo eran las cosas entre Meera y su padre, cómo priorizaba su nueva familia después del divorcio, haciendo que Meera se sintiera que era plato de segunda mesa. Ella anhelaba su amor, viviendo de sus regalos y cortas visitas como si la mantuvieran en vida en las interrupciones. Su obsesión porque Jay la eligiera y quisiera es una repetición de ese deseo de infancia de que su padre la quisiera y la eligiera.

Puede que estés pensando: «¿Por qué apostamos por personas que son como nuestros padres o madres?». Bueno, nos atrae lo que nos resulta familiar. La familiaridad nos hace sentir a salvo. Incluso si la familiaridad implica a personas que abusan de nosotros como lo hicieron nuestros progenitores, personas controladoras como nuestras madres, o distantes como nuestros padres. Puede que no sea agradable estar en este tipo de relaciones, pero mientras nos resulte familiar, el cerebro las elegirá a menudo.

Una de mis citas de redes sociales preferidas es de la fundadora de la comunidad *online* Rising Woman, Sheleana Aiyana: «Perseguimos desde nuestras heridas, elegimos desde nuestro valor». Meera persigue desde una posición de dolor. Está intentando demostrar que es digna de ser querida, porque en el pasado le hicieron sentir que no era importante.

Desde mi punto de vista, cuando perseguimos, actuamos desde nuestro yo de la infancia que está herido. Si creciste con padres, madres, hermanos o una comunidad que te hizo sentir rechazado de alguna manera, seguramente sentirás atracción por personas que te hagan sentir justo de esa forma. Aunque sepamos que este tipo de relaciones nos aportan dolor (algo de lo que puede que seas plenamente consciente), el inconsciente sigue percibiendo a aquellas personas que encajan con tu esquema como normales y familiares. Si tenemos un historial de rechazo, esperamos rechazo y, por eso, inconscientemente, atraemos situaciones que nos hacen sentir rechazados.

2. Intentar escribir una historia distinta

Otro motivo puede ser que estemos buscando un final distinto para la historia original que nos hirió. La criatura herida que llevas dentro elige situaciones similares a aquella primera herida de hace años con la esperanza de que esta vez el resultado sea distinto.

Meera elige a alguien como su padre, distante, con la esperanza de que esta vez será capaz de hacer que la quieran.

¿Por qué lo hacemos? Freud llegó a la conclusión de que en estos momentos estamos intentando ganar control, mientras que otros creen que las criaturas están intentando redimirse.[2] Puede que la pequeña Meera pensara que su padre era distante a veces porque ella había hecho algo malo, porque era insuficiente, porque era exagerada, porque era odiosa. Cuando Meera se siente atraída por personas como su padre, intenta que la elijan a ella para poder demostrar, al fin, que se merece que la quieran.

Repetimos nuestros patrones porque esperamos que las cosas sean distintas la próxima vez. Lamentablemente, esto pasa en contadas ocasiones. Esto nos vuelve a provocar, y por eso la obsesión y el dolor tras el rechazo pueden ser tan fuertes: no solo sentimos el dolor causado por esa persona, sino de todos los rechazaos que vinieron antes de ese. Es la pequeña criatura que llevamos dentro llorando por sus progenitores, que no siempre estuvieron presentes de la manera en que lo necesitaba.

3. Control

Cuando alguien nos rechaza, perdemos el control por completo. Realmente no hay nada que podamos hacer. En vez de aceptar que esa persona ya no nos quiere (lo cual conllevaría un montón de sentimientos dolorosos que no queremos sentir), intentamos retomar el control.

Todas nuestras maquinaciones (y dar mil vueltas a las cosas) nos hacen sentir que tenemos el control. Si encontramos aquello perfecto que decir o hacer, quizá podremos recuperar a la otra persona.

La ansiedad es una manera de sentir que controlas una situación incontrolable, ¿te acuerdas? (véase pág. 77). Aunque

Meera no pueda hacer nada para recuperar a este chico, al obsesionarse con él y maquinar en su cabeza, siente, en cierta medida, que es capaz de evitar que se produzca el rechazo.

Ejercicio

Quiero que pienses en los patrones de tus relaciones. Si pudieras describir el tipo de persona por la que sueles decantarte, ¿qué características se te ocurren? Y no, no me refiero a «cuál es tu tipo» en un sentido estético; realmente no importa el aspecto físico. Quiero que reflexiones acerca de las cualidades clave y de las maneras de comunicación hacia las que sientes atracción, y las situaciones que suelen sobrevenir. ¿Notas algún patrón? ¿Hay algún parecido con tus relaciones de infancia? Intenta pensar detenidamente en las características (sanas e insanas) que suelen atraerte y si te resultan familiares de algún modo.

¿Cómo sanamos?

Poco a poco, a medida que la obsesión empieza a menguar, Meera me cuenta lo terrible que fue la situación después del divorcio de sus padres. Una tarde, después de la escuela, se encontró a su madre en el suelo con una caja de huevos rotos, sollozando. «¡Encontró a otra! Más guapa y más joven. ¿Cómo puedo competir yo con eso, si soy una madre vieja y desaliñada? No me extraña que nos haya abandonado».

Mientras Meera recogía los huevos y se disponía a preparar otra cosa para cenar, pasó por su mente que tal vez ella había sido la causa del divorcio, de la infelicidad de su madre. Quizá su padre no se habría ido si no hubiera sido por ella. Ahora, en el presente, el hecho de que Jay le haya dejado de hablar le desencadena estos sentimientos de nuevo: que ella tiene la culpa de que la gente se vaya.

Me entristece mucho oírlo, pero Meera parece que aún no siente nada. «Simplemente no entiendo cómo me va a ayudar hablar de mi pasado», se encoge de hombros. Me doy cuenta de que es posible que Meera tenga razón, en cierto modo. Todos los sentimientos que puede que tuviera con el divorcio y con sus padres se están proyectando en este chico. Si ella quiere hablar exclusivamente de él, tendré que entrar en su dinámica. Por ello cambio de estrategia e intento centrarme en cómo se sintió cuando él dejó de hablarle.

Meera me dice que se sintió enferma. Tenía una sensación de inevitabilidad, como si hubiera sabido desde el principio que eso iba a pasar. Le pregunto si puede aceptar que él ya no esté. Me dice que no, que le duele demasiado.

«¿Y si me pongo a llorar y ya no puedo parar nunca más?».

Es un miedo común, y puedo garantizarle que no le pasará. La gente siempre deja de llorar (por lo menos en mi experiencia). El miedo es que llorar te estropee, que te abra en canal y ya no puedas funcionar. Y quizá sea así durante un tiempo. Cuando estamos afligidos, nos refugiamos en la cama, lloramos, nos enojamos, dejamos de comer, de dormir o de trabajar. Tenemos que sentirnos a salvo para poder desmoronarnos. Necesitamos tener el espacio, el tiempo y el apoyo. Puede ser abrumador, pero este es un proceso que, para la mayoría de las personas, tiene un final. Si se siente la pérdida, el dolor disminuye.

Meera me mira, con lágrimas en los ojos, y dice: «Tengo que aceptar que lo perdí, ¿verdad?». Las dos sabemos que no solo está hablando de Jay. Asiento con la cabeza, con solemnidad, pero aliviada porque finalmente llegó hasta ahí. Se refugia en su cama, llora, deja que su cuerpo esté de luto por este chico, y de paso por el divorcio, la fragilidad de su madre y la nueva familia de su padre.

La aceptación y la pena son la clave para sanar una obsesión. La aceptación consiste en reconocer que pasó esto y me hizo daño; y como no puedo hacer nada al respecto, voy a escribir una nueva historia. Meera necesita sentir el dolor, la pérdida, para poder soltar a Jay y la pena que siente hacia su padre, y decidirlo desde la consciencia y la autoestima.

Las estrategias que estoy describiendo con Meera sirven para una sanación a largo plazo. Esto lleva un poco más de tiempo. Sin embargo, es probable que busques recursos que te funcionen ahora mismo, así que aquí te dejo algunas herramientas más prácticas que puedes utilizar en paralelo al trabajo a largo plazo.

Consejos si tienes problemas de obsesión

- **Deja de alimentar la obsesión.** Deja de hablar de la persona o repetir las historias una y otra vez. Plantéatelo como un fuego que estás intentando dejar apagar. Cuanto más hablas de esa persona y con esa persona, más alimentas el fuego. Toma una distancia saludable y corta el contacto, si puedes. Estar demasiado cerca solo alimenta la obsesión.

- **Aprende a sentirte una persona completa en sí misma para no sentir que necesitas tanto a la otra persona.** Redirige tu energía hacia ti, haz cosas que te guste hacer y prioriza tu placer, para que no te sientas tan dependiente de la otra persona para ser feliz.
- **Date permiso para estar de luto.** Se acabó, ya no tienes a esa persona, no hay nada que puedas hacer al respecto. Suelta el control y suelta a la persona, y permite que te atraviese cualquier sentimiento doloroso que venga con esa pérdida.

ELEGIR UNA PAREJA

¿Por qué los chicos buenos me parecen aburridos y los malos, apasionantes?

Después de seis meses de duelo, Meera se siente preparada para volver al mundo de las citas. Va de cita en cita, y cada semana llega a terapia y me lo cuenta todo. Nuestras sesiones empiezan a parecer un poco un pretencioso rastreo de perfiles en una aplicación de citas. Llega un momento en el que incluso saca el teléfono a media sesión para enseñarme la falta de opciones viables. La mayoría me parecen estupendos, pero su análisis es casi siempre el mismo: estos hombres son demasiado aburridos. Este es lindo pero seco, guapo pero no interesante, demasiado entusiasta, demasiado agradable. Nada que se parezca a Jay.

¿Por qué ser demasiado agradable es un problema? ¿Por qué nos repelen las personas que parecen aburridas y estables?

Hay varios motivos por los que puede que nos cueste estar con personas que se comprometen y nos tratan bien:

1. **El drama es adictivo.** Si crecimos en un hogar caótico, puede que no nos sintamos cómodos cuando las cosas parecen calmadas y lentas. Eligiendo o creando situaciones intensas y rechazando a las personas que son dema-

siado agradables, repetimos el caos que nos resulta familiar (y de paso nos hace sentir a salvo).

2. **Sentimos que no nos merecemos que nos traten bien.** Nuestro yo inconsciente busca personas que refuercen lo que pensamos de nosotros. Si nos trataron con amor y respeto, elegiremos a personas que nos quieran y nos respeten porque entendemos que es lo que merecemos. Si no nos amaron de una forma sana, puede que hayamos aprendido que esto es lo que merecemos y sea esto lo que busquemos en nuestras relaciones adultas. Tus decisiones en la vida romántica, las relaciones y tu trayectoria profesional son en parte un reflejo de lo que piensas de ti, y también se ven influidas por tu estatus social, tu clase social, tu educación, tu raza, etcétera. Si los chicos «buenos» no te resultan interesantes, puede que sea porque no sientes que merezcas que te quieran.
3. **Tenemos miedo a la intimidad.** Al perseguir a alguien que es emocionalmente inaccesible, que nos trata mal o que no puede comprometerse, nos protegemos ante el riesgo de un amor profundo y vulnerable. Elegir a chicos «malos» implica que no tenemos que depender de ellos y enfrentarnos a todos los miedos que conlleva dejar que alguien entre en nuestra vida. A continuación hablaré más de esto.

¿Por qué no dejo de elegir a personas emocionalmente inaccesibles?

Es importante entender que hay una diferencia entre la inaccesibilidad y la inaccesibilidad emocional. Si eliges a personas casadas o que no se comprometen contigo, estás persiguiendo a personas que, simplemente, son inaccesibles. Las personas que son emocionalmente inaccesibles son un poco más difíciles de identificar: puede que quieran estar en una relación, pero tengan miedo a la intimidad. Si estás en una relación con alguien que no es capaz de abrirse y quieres que las cosas sean distintas, lo mejor que puedes hacer es apropiarte de tus propios miedos a la vulnerabilidad y ponerte a trabajar en ti.

Accesibilidad emocional

Si sueles elegir a personas que son emocionalmente inaccesibles, seguramente sea porque te da miedo la intimidad. Ser vulnerable es arriesgado. A muchos de nosotros nos han dicho de pequeños que no fuéramos demasiado emocionales o sensibles. Puede que nos humillaran o despreciaran por abrirnos en el pasado. Protegernos ante la vulnerabilidad (no dejar que determinadas personas entren en nuestra vida o elegir a personas que no nos permiten entrar en la suya) es un mecanismo de afrontamiento que aprendemos de pequeños para sentirnos más a salvo. El problema es que no nos sirve en la vida adulta.

En vez de pretender cambiar a tu pareja y centrar tu energía en procurar que se abra, cambia el rumbo de tu atención hacia el interior.

Jay, por ejemplo, estaba desesperado por enamorarse, aunque creo que se puede decir que era una persona emocionalmente inaccesible, porque tan pronto como se daba cuenta de que la otra persona era imperfecta, saboteaba las cosas. A Jay le resultaba más fácil vivir en relaciones de fantasía y huir en cuanto las cosas se ponían serias que arriesgarse a entrar en relaciones reales con el posible dolor que podía surgir de ellas.

Meera también vivía en una fantasía. Sus fantasías estaban atascadas en el pasado, en sueños de que su ex volviera al fin a su vida. Aferrarse a alguien que ya no está también es una forma de inaccesibilidad emocional. Al fantasear con su ex, Meera podía protegerse de abrirse y de que le volvieran a hacer daño.

Las «no-relaciones»: ¿por qué no hay compromiso?

Las «no-relaciones» son, por definición, relaciones sin definir o en las que hay una falta de compromiso. Algunos permanecemos en no-relaciones durante meses, incluso años, preguntándonos por qué rayos esa persona no se compromete con nosotros. ¡Esta es la pregunta equivocada! La pregunta correcta es: ¿Por qué estás entreteniendo a alguien que no quiere comprometerse contigo?

No te preocupes, yo misma he quedado atascada en esta misma pregunta muchas veces. Cada vez que alguien protestaba por tener que poner etiquetas o evitaba el compromiso, yo intentaba entender desesperadamente cuál era el problema de esta persona. ¿Tenía un estilo de apego evitativo o había tenido una infancia traumática? ¿Por qué tenía tanto miedo al compromiso y cómo podía convencerla de que lo que quería era estar conmigo? Quizá si actuaba de una manera perfectamente calmada y no pedía demasiado, o si le enviaba algún mensaje lo suficientemente divertido, o hacía todo lo que se me pedía, tal vez entonces esa persona querría estar conmigo.

Tuve que ir a terapia para darme cuenta de que estaba planteándome las preguntas equivocadas. Tenía que entender qué había en mí que se alegraba de aceptar migajas. ¿Por qué estaba soportando eso? ¿Por qué perseguía activamente a personas que me rechazaban?

Me di cuenta de que, aunque me decía que quería una relación y estaba siempre buscando estar en una, en el fondo tenía mucho miedo de comprometerme en una relación adulta. No solo las personas que me gustaban tenían problemas con el compromiso, sino que estaba demostrando que yo también tenía miedo al compromiso al permanecer en esas «no-relaciones». Al principio fue un poco desconcertante: yo era la que quería algo serio, la que lo hubiera dado todo por estar con esa persona, la que estaba totalmente comprometida. Pero la relación en la que yo quería estar con aquella persona era una fantasía. La realidad era algo casual, sin mucho riesgo ni intimidad. Si me aferraba a la fantasía no tenía que estar en una relación. Me estaba protegiendo de todo el miedo que se deriva de dejar que una persona entre finalmente en tu vida y dependas de ella.

Ejercicio

Reflexiona acerca de por qué puede que estés eligiendo a personas que se encierran en sí mismas. ¿Los adultos de tu vida encerraban sus sentimientos en tu infancia? ¿Estás repitiendo algo conocido?

Si retomamos la idea de que elegir a alguien emocionalmente inaccesible es una manera de protegerte contra el riesgo que supone la intimidad, piensa por qué puede que sientas miedo ante la vulnerabilidad. ¿Cuáles son tus experiencias siendo vulnerable en el pasado? ¿Te recibieron con aceptación o con rechazo? ¿Por qué puedes necesitar protegerte de acercarte demasiado a alguien?

Permitirnos depender de alguien y querer a alguien es una de las cosas más valientes que puede hacer una persona. Esto se aplica a todos los tipos de amor. Estamos constantemente arriesgándonos a que la otra persona nos deje en cualquier momento, o a que las circunstancias nos la arrebaten. Por eso el amor puede ser tan doloroso y aterrador para tanta gente. Dejar que alguien entre en nuestra vida es intimidante porque no tenemos un control real, y por eso la gente se encierra o se aferra con más fuerza.

Un amor valiente y sano implica dejar que alguien entre de lleno en tu vida y a la vez aceptar que se pueda ir, soportando todo el miedo y dolor que de ello se deriva (así como también todas las cosas bonitas).

¿Cómo puedo ser más accesible emocionalmente?

Despierta la curiosidad. El primer paso importante para mostrarte más accesible en el plano emocional es ser consciente: identificar que estás evitando la intimidad y la proximidad. Incluso si dentro de la pareja eres la persona con un apego más ansioso (más adelante nos adentraremos en los estilos de apego; véase pág. 231), es probable que tengas miedo a la vulnerabilidad y la intimidad. Así que despierta la curiosidad acerca de por qué puede que te esté pasando esto. No puedes resolver un problema si no sabes cuál es el problema.

Entiende. Intenta prestar atención a los patrones de tus relaciones y aprende de ellos. ¿Cuál es el detonante de estos miedos? Date cuenta de cuándo quieres alejarte de determinadas personas o bloquearlas. Si no dejas de elegir a personas inaccesibles, ¿a qué se podría deber? ¿Qué es lo que te puede dar miedo de la proximidad con otra persona? ¿Y de dónde salen estos miedos? ¿Puedes rastrearlos hasta llegar a tu infancia, momento en el que quizá algo te enseñara que la proximidad con los demás es un riesgo? Date espacio para descifrar qué puede estar provocando que te protejas.

Siente. Ahora que pusiste nombre a tus miedos, también tienes que sentirlos. Conecta con tus sentimientos sin juzgarte, reconociendo con la mayor sinceridad posible el miedo que te da la intimidad y la proximidad. Quizá estés muy conectado con tu deseo de proximidad y sientes frustración porque alguien no te la está dando. Puede que te obsesiones con la otra persona y con todo aquello que es su culpa. Si es así, devuelve tus pensamientos y sentimientos hacia ti. ¿Quieres sentir proximidad e intimidad con alguien, pero estás enojado con la otra persona por estarte rechazando? ¿Eres capaz de reconocer que perseguir a alguien inaccesible significa que realmente tú te estás negando la proximidad que anhelas?

Actúa. No basta con entender y conectar con cualquier miedo a la intimidad; también tienes que hacer algo diferente en tus relaciones para evitar actuar basándote en esos miedos. Lo mejor que puedes hacer es ponerles nombre y comunicárselos a tu pareja, o incluso al inicio de una relación (¡marca un precedente de buena comunicación desde el principio!). Intenta mostrar tu vulnerabilidad y permítete depender de la otra persona.

Si en la relación muestras un apego de tipo ansioso, podrías sincerarte totalmente sobre tu miedo al rechazo y tus inseguridades. Si tienes un apego más evitativo (véase pág. 235), quizá puedes transmitir a tu pareja que sientes la necesidad de tener independencia para sentirte a salvo, así como hablar de cualquier sentimiento de miedo más profundo que esté provocando que seas distante, como el miedo a que te abandonen o a que te hagan daño, por ejemplo.

Repite. Ahora ya sabes cómo es esto: no cambiará de la noche a la mañana; solo cambiará con esfuerzo. El cambio se produce en los pequeños momentos; en las conversaciones difíciles; poniendo límites; en el reconocimiento de incompatibilidades y en el rechazo educado de situaciones que no son buenas para ti; apropiándote de tus miedos e intentos de sabotaje. Puede que suene abrumador o incluso aterrador, pero si empiezas con poco, emprenderás el camino del cambio y, con suerte, no te parecerá demasiado.

Elige una pareja que te ayude a sanar

Ahora que te centraste en ti, puedes pensar si las parejas que eliges impiden o favorecen que seas una persona más abierta o cerrada. Un paso importante para generar una profunda intimidad con alguien es elegir a una persona que esté (o esté intentando estar) emocionalmente disponible para ti. Si sigues eligiendo a personas que se encierran, o te ignoran, y no muestran ninguna intención de trabajarlo, te resultará complicado llevar a cabo el trabajo que tienes que hacer.

Así pues, si estás en la fase de citas o planteándote un cambio de pareja, asegúrate de elegir a alguien que emita señales de ser emocionalmente accesible o que, por lo menos, lo esté intentando.

Tu elección de pareja es una ventana hacia lo que necesita sanar. Los rasgos que te atraen son ventanas hacia tus heridas. Nos conquistan las personas que tienen tanto las luces como las sombras de quienes cuidaron de nosotros en nuestra infancia.

Tenemos una química potente con las personas que son un reflejo de nuestros patrones de la infancia. Por ejemplo, si de pequeño te ponían pocos límites, puede que en tu vida adulta sientas atracción por personas que tienen pocos límites. También puede que sientas atracción hacia lo contrario: personas con límites demasiado firmes que transmiten la ilusión de seguridad.

Si tus padres eran a veces muy cariñosos y a veces estaban muy enojados, puede que sientas atracción hacia parejas que sean veletas o que tengan cambios de humor, o puede que busques justo lo contrario: alguien que no exprese sus sentimientos, para protegerte ante los enojos. Tanto si elegimos una imagen reflejada de nuestros progenitores o la imagen opuesta, nuestras parejas suelen surgir de estas heridas tempranas. Para empezar a sanar y elegir parejas que sean buenas para nosotros, el primer paso es prestar atención al tipo de personas por las que sentimos atracción. Son ellas las que nos muestran qué es lo que necesitamos sanar.

¿Por qué acabamos con gente que se parece a nuestro padre o madre?

Si de pequeños nos trataron con amor y respeto, entenderemos que esto es lo que merecemos. Si no, buscaremos constantemente en los demás lo que no tuvimos en la infancia. Esta búsqueda constante, esta necesidad de llenar huecos emocionales, nos hace vulnerables a caer en relaciones más destructivas.

Cuando los padres de Meera se separaron, su madre tuvo altas dosis de ansiedad y no siempre estaba presente con Meera, por lo que Meera tuvo que cumplir con el rol de madre. No es un Trauma en mayúscula, pero es suficiente para hacer que una niña pequeña se sienta ignorada y poco importante. A veces no se trata de algo tan sencillo como que un solo trauma tenga un impacto en nosotros, sino que las reacciones en cadena que tienen las respuestas al trauma también nos impactan de pequeños. Parece que Jay no solo desencadenó los sentimientos de abandono por parte de su padre, sino también la incoherencia de su madre, lo que motivaba a Meera a hacer todo lo posible para atraer la atención de Jay, igual que solía hacer de pequeña.

Así que cuando Meera dice que los otros hombres «no llegan al nivel de Jay», yo lo percibo como que «no llega al nivel de papá» o «no llega al nivel de mamá». A Meera no le interesan las personas «agradables» y predecibles porque lo único que conoce son personas impredecibles. Los hombres que son predecibles, que quieren una relación, a quienes realmente gusta, no interesan para nada a la niña que lleva dentro, que intenta que finalmente su padre la elija a ella.

Para poder crecer y romper con estos patrones es importante ser conscientes de nuestra historia y entender el origen de estas sensaciones. Acepta tu historia como una parte de quien eres, procesa tus emociones sintiéndolas por completo e interiorízalas como lecciones para redefinir tus creencias sobre ti.

¿Cómo elijo a la pareja «adecuada»?

A medida que Meera sigue saliendo con chicos, yo cada vez estoy más exasperada. Damos vueltas infinitas: o bien rechaza a hombres que parecen fabulosos, o bien persigue a otros como Jay, que nunca parecen tan atraídos hacia ella como ella hacia ellos. La química es intensa, pero realmente no los conoce, ni ellos la conocen realmente a ella. La montaña rusa acaba y vuelve a estar desolada, y entonces yo lidio con las consecuencias. Este embrollo de tener siempre la misma conversación una y otra vez sin cambios tangibles me tiene agotada. Esto refleja cómo es Meera.

En una sesión, después de hacer otra torpe conexión entre su último ligue y su padre, ella suelta: «Okey, lo entiendo, encuentro a personas como mi padre, pero ¿cómo puedo dejar de hacerlo?».

Compulsión de repetición

Esta es una de las muchas teorías de Freud que aún es relevante en la actualidad: la compulsión de repetición es «el deseo de volver a un estado previo de las cosas». Cuando no se han procesado aspectos difíciles de las relaciones en la infancia, buscamos parejas y amistades con dinámicas similares para intentar poder dominarlas al fin.

En la vida adulta, esto se puede manifestar de diferentes formas. Si crecimos deseando que nuestros progenitores fueran más abiertos y menos despectivos, puede que elijamos a alguien evasivo y despectivo, y luego nos pasemos años intentando que vaya a terapia. O quizá elegimos a alguien a quien creemos que tenemos que cuidar, igual que sentimos que teníamos que cuidar de nuestros hermanos pequeños o de una madre o padre frágil (inconscientemente, deseamos poder convertir a esa persona en alguien mejor, o reafirmar la creencia que aprendimos en la infancia de que tienen que necesitarnos y tenemos que ser útiles para que nos quieran).

Puede que conscientemente elijamos a alguien totalmente distinto, que nos rebelemos completamente contra nuestros padres, pero que nuestro inconsciente cree situaciones familiares sin que nos demos cuenta de ello.

Aquí es donde me doy cuenta de algo: yo también he estado dando vueltas innecesariamente. Ella entiende que persigue a hombres que se parecen a sus padres (creo que ya he hecho suficiente hincapié en eso), pero con eso no basta para cambiar. Frustrada y habiendo llegado al límite de mi paciencia terapéutica, tengo que probar algo distinto. Con lo que cambio de estrategia. Dejo de hablarle a su cerebro intelectual, que ahora entiende el problema, y me dirijo a la parte vulnerable de ella que está atascada en este ciclo agotador.

Para responder a su pregunta, contesto:

—Estás afligida no solo por Jay, o por los demás, sino por tu padre y por lo que tu madre no pudo darte. Aceptas que tus padres nunca te darán el tipo de amor y atención que deseas.

Se hace el silencio. La congoja es tan densa que se podría palpar en el aire. Meera lucha por no llorar y decido darle un empujón para salir de esta rotonda de comprensión intelectual.

—Puedo ver tu dolor, Meera. ¿Qué pasaría si te dieras permiso para sentirlo?

—Es demasiado —dice con la voz temblorosa—. Es demasiado.

Por la forma como se queda sin habla percibo que lo está sintiendo. A ver, Meera ha llorado muchas veces en mi consultorio, pero esta vez me da la sensación de que es un llanto diferente. Más profundo, más sincero. Parece que finalmente está conectando con la fuente real de su tristeza.

En la siguiente sesión me dice que la semana anterior salió del consultorio y lloró descontroladamente. Pensó en ella de pequeña, recordó cómo se quedaba mirando la puerta, esperando a que su padre llegara a casa, preguntándose qué podía hacer para que todo volviera a la normalidad. Pensó como, después del divorcio, a su madre se le puso la mirada vidriosa como si no estuviera en casa, la misma mirada que le ofrecía Jay. Recuerda portarse mal a posta para que reaccionara, rompiendo cosas o haciendo rabietas, solo para llamar su atención.

Se lleva estos recuerdos a sus próximas citas. Cuando siente esa intensidad que ya conoce (si alguien tarda días en responderle a los mensajes, menosprecia sus sentimientos o no se compromete con los planes), piensa en esa niña.

—Esto no es lo que se merecía esa niña y no es lo que me merezco yo —me dice orgullosa cuando corta por primera vez con alguien que le está tomando el pelo.

No es que Meera ya no se sienta atraída por hombres impredecibles, porque sigue siendo el caso. Pero sabe que esto no la hará feliz, con lo que está tomando decisiones distintas de forma activa. Dedica más tiempo a los hombres predecibles, a quienes le responden a los mensajes y tienen tantas ganas de verla como ella a ellos. Conoce a Liam, que es amable, divertido y está presente. No tiene ganas de arrancarle la ropa como le pasaba con Jay, pero sí tiene ganas de charlar con él, de conocerle y dejar que la conozca. Cuando se besan, es algo dulce y se siente segura. Le resulta tranquilo y reconfortante estar con él. Se da cuenta de que se está abriendo. Comparte con Liam sus pensamientos oscuros y raros, y también las tonterías, y lo anima a hacer lo mismo. Es un tipo de amor diferente al que está acostumbrada. Quiere brindarle su apoyo, quiere cocinarle cenas deliciosas, acariciarle el pelo cuando está estresado y que le explique cómo ha ido su día. Meera se da cuenta de que en estas cosas triviales es donde encuentra la paz.

A veces extraña la emoción de la conquista, pero ahora entiende que es mucho más importante sentirse a salvo y querida. En nuestra última sesión me explica que es un poco insulso a veces. Muestra una gran sonrisa. Quizá así es como tiene que ser.

Ahora que Meera, por fin, pasó el luto por la pérdida de su padre y la falta de presencia emocional de su madre, y aceptó que aquello no fue por culpa suya y que su padre y su madre no cambiarán, ha empezado a librarse de los patrones de ansiedad en los que estaba atascada. Para tomar decisiones más sanas en las relaciones tienes que ser consciente de estos patrones y cambiar el relato de lo que crees que mereces.

Cosas que puedes esperar de una pareja «sana»

- Sientes calma a su lado. Tu sistema nervioso no se siente provocado ante esa persona, con lo que no te inquietas. Te hace sentir tranquilidad y que estás a salvo. Incluso es común que te sientas adormilado o cansado cuando estás con alguien que te regula.

- Es una persona predecible y sus acciones encajan con sus palabras.
- Es una persona abierta que conecta con sus sentimientos. No menosprecia los tuyos y puede tolerar conversaciones difíciles o emocionales.
- Entiende su pasado y cómo le ha afectado.
- Hay ligereza y juego, pero también la capacidad de transmitir seriedad.

Es importante decir que si te resultan complicadas las relaciones, y al principio de tu vida te decepcionaron profundamente, puede que te cueste sentirte de inmediato a salvo y en calma con una persona emocionalmente sana. Puede que necesites tiempo, y el hecho de ir experimentando una y otra vez que la gente no te decepciona te irá dando seguridad con el tiempo. Lo mismo pasa con la terapia: la gente no se siente totalmente a salvo con sus terapeutas de buenas a primeras; se necesita un tiempo para generar confianza. Al principio, puede dar miedo tener una pareja estable, pero la seguridad es algo que se construye conjuntamente dentro de una relación.

TERCERA SECCIÓN

En una relación

ESTILOS DE APEGO

¿Cómo puedo trabajar en mi estilo de apego?

Connor sabe que quiere estar con Abby en cuanto la ve. Está bailando con sus amigas, lleva un vestido de satén azul, mientras su cabello rubio se balancea grácilmente alrededor de su rostro. Hay algo gloriosamente sexi en su forma de no saber bailar; sus movimientos inexpertos van totalmente a destiempo de la música, pero aun así baila con total entusiasmo. Él quiere estar cerca de su energía contagiosa. Se acerca a ella, y ella le devuelve la mirada con una gran sonrisa. La cautiva con su acento de Galway, y no se separan en toda la noche.

Los primeros meses son una burbuja eufórica de pasión y romance. Las cosas son sencillas y livianas, como suelen ser al principio.

Los problemas empiezan cuando la relación avanza.

Lo acaban de nombrar gerente del bar en el que trabaja, lo que significa más noches acabando tarde y menos tiempo para Abby. A Abby, por su parte, le está costando encontrar trabajo de escritora autónoma, con lo que tiene mucho tiempo para Connor. Abby lo quiere todo rápido y Connor necesita que todo vaya lento. Ella le propone irse a vivir juntos después de seis meses, lo cual a ella le parece razonable, pero para él es demasiado temprano. Él apenas se siente preparado para decir que es su novia. Abby le presentó a sus amistades y familiares en cuanto tuvo la ocasión de hacerlo; Connor no se la ha presentado a su madre aún. «Pero ¿tú quieres estar conmigo?», le pregunta Abby, después de que Connor le diga que renovará el contrato de alquiler con sus compañeros de piso. Él le asegura que sí, pero Abby no está satisfecha. Para ella es importante que se manden mensajes con frecuencia, porque, si no, empieza a dudar de los sentimientos de Connor. Le dice a Connor que tiene que escribirle más mensajes, lo cual hace que él tenga menos ganas de escribirle. Está molesto y empieza a pasar más tiempo con sus colegas. Está enamorado de Abby, de verdad, pero tiene una vida ajetreada y quiere utilizar sus días de fiesta para relajarse. Estar al lado de Abby es agotador. Empieza a sentir que tiene que cuidar de ella, como si ella le estuviera cargando con todos sus sentimientos. Se queja con sus amigos de que Abby es demasiado dependiente, demandante y controladora. Abby se queja con sus amigas de que Connor es frío y distante, inaccesible emocionalmente, y que es como si tuviera alergia al compromiso.

Abby nota la irritación de Connor y sus ganas de pasar menos tiempo con ella, lo cual hace que esté aún más ansiosa. Le dice que con eso no le basta; que tiene que verla por lo menos cuatro veces por semana, porque si no cree que él se olvidará de ella. «Soy tu novia —insiste—. Deberías querer verme a todas horas».

Connor nota como una tensión conocida se apodera de sus músculos. Quiere echarse a correr. Quiere gritar: «¡Apártate, déjame respirar!». Se va a otra habitación, intentando encontrar un poco de espacio. Abby se queda en la cocina, sola y rechazada. La ansiedad le inunda el pecho. ¿Por qué no la quiere? Está claro que no la quiere. Desesperada, lo sigue al dormitorio y le suplica que hable con ella.

¿Ves como Abby y Connor tienen necesidades opuestas? Abby necesita proximidad para sentirse a salvo, Connor necesita espacio. Este es un patrón común en las relaciones: puede que te identifiques con Abby o con Connor. Si esto te suena, puede que tus necesidades de apego estén desempeñando un papel más importante del que crees en tus relaciones.

¿Qué es la teoría del apego?

La teoría del apego la presentó por primera vez el psicólogo John Bowlby en 1969, y explica como nuestras relaciones tempranas con las personas que nos crían fabrican nuestras expectativas de cómo creemos que deberían ser las relaciones.[1] Los bebés nacen con una necesidad de proximidad para poder sobrevivir. Se adaptarán a cómo reaccionen sus padres con ellos para mantener el vínculo y aumentar las posibilidades de supervivencia. Nuestro sentido de identidad y nuestras relaciones se basan en cómo nuestros progenitores nos respondieron en la infancia y cómo nos adaptamos a sus respuestas.

Así pues, si un progenitor se va, es violento, nos ignora, es impredecible, es demasiado controlador o es extremadamente ansioso, es una amenaza para la vida entera de esa criatura. Por eso los traumas relacionales a una edad temprana nos afectan para toda la vida, porque tienen un gran impacto durante los años de desarrollo.

Desde 2020 ha habido una explosión de debates acerca de la teoría del apego. Parece como si todo el mundo se estuviera haciendo el test para saber cuál es su estilo de apego, o estuviera diagnosticando a sus parejas para poder echar la culpa de todos sus problemas al estilo de apego de su pareja (yo también he caído, en serio). O quizá, como Connor y Abby, no has dado muchas vueltas a tus relaciones, pero te has dado cuenta de que a menudo acabas en los mismos patrones de conflicto.

La teoría del apego, si se utiliza adecuadamente, puede ser una herramienta muy útil para permitirnos entender qué está pasando en nuestras relaciones. Es algo que a mí me resulta útil para entenderme, para entender mis propias relaciones y para entender el trabajo con mis pacientes. En este capítulo te voy a proporcionar una visión general de cada estilo de apego, de cómo se forma y de cómo se manifiesta en las relaciones adultas para que puedas empezar a pensar cómo puede estar afectándote a ti y a tus relaciones.

¿Cómo se desarrolla cada estilo de apego?

Dentro de todos nosotros hay una alarma de apego. De bebés, separarnos de nuestros padres es aterrador, porque sin ellos morimos. Si hay demasiada distancia, se dispara la alarma de apego. Esto no solo se aplica a la separación física, sino también a la separación emocional. Si un progenitor es distante, ansioso, frío, distraído, o está estresado, un bebé lo nota y se le dispara la alarma de apego. Los bebés suelen llorar o hacer algo para captar la atención de sus padres. Si los progenitores responden y entran en sintonía con los sentimientos de la criatura, los bebés aprenden que sus padres están allí y vuelven a sentirse a salvo. Cuando un progenitor es fiable y está presente, se convierte en lo que llamamos una base segura. Como la criatura sabe que puede recurrir a sus padres si necesita protección y consuelo, tiene más confianza para explorar y jugar, y se arriesga más porque sabe que sus padres estarán allí cuando vuelva. Si no responden o responden de forma impredecible, se desarrolla un apego inseguro. Los bebés responden principalmente de dos formas cuando sus progenitores no se muestran receptivos: ansiedad o evitación. O bien se aferran a sus padres y reclaman su atención, o se cierran rotundamente y se distancian.

Apego seguro: las criaturas se sienten seguras de sí mismas y son capaces de calmarse y consolarse. Se ponen tristes cuando se les separa de sus progenitores, pero son capaces de consolarse a su lado. Cuando tienen a sus padres alrededor, se sienten lo suficientemente tranquilas y seguras para explorar.

Apego ansioso: los bebés se ponen ansiosos, lloran más fuerte, gritan e intentan captar la atención de sus progenitores. Si esto les funciona, los bebés aprenden que necesitan mantenerse cerca y llorar para conseguir atención.

Apego evitativo: si la estrategia no funciona, el bebé aprenderá a dejar de llorar por completo y se encerrará en sí mismo, porque es más doloroso llorar y que no acuda nadie que dejar de llorar. Les costará más abrirse y conectar profundamente con los demás porque aprendieron a alejarse y a depender de sí mismos para sentirse a salvo. Como estamos programados para desarrollarnos de la forma que nos quieren nuestros padres y leemos los mensajes inconscientes que nos enseñan, puede que también hayamos aprendido que debemos fomentar la autosuficiencia porque nos elogian por no llorar ni armar jaleos.

Apego desorganizado/temeroso: el apego desorganizado (o temeroso) es una combinación de los estilos de apego ansioso y evitativo. A veces, estos bebés sienten miedo al rechazo y se aferran, mientras que en otras ocasiones se distancian y necesitan espacio. Esto suele generarse en criaturas que tienen miedo de sus progenitores, es decir, cuando alguno de los progenitores tiene una conducta abusiva. Necesitan amor y cuidado, pero a la vez tienen miedo del progenitor, y ese miedo hace que vayan alternando entre los estilos ansioso y evitativo, aferrándose o alejándose. Esta es la forma de apego más perjudicial porque no hay ningún lugar seguro al que recurrir; por eso es mucho más frecuente que se recurra a estrategias como las adicciones (que pueden ejercer de cuidadores alternativos de los que se pueden fiar). Aunque este estilo de apego puede ayudar a una criatura a adaptarse a una situación aterradora en los primeros años de vida, conlleva graves problemas en la vida adulta.

Antes de que empieces a diagnosticarte, piensa en cómo te respondían tus progenitores:

- ¿Estaban casi siempre presentes, o a veces sí y otras veces no? No solo en cuanto a las necesidades físicas, sino también a las emocionales.
- ¿Confiabas en que estarían ahí para ti?
- ¿Eran capaces de consolarte?
- ¿Te sientes cómodo abriéndote con ellos? ¿Se te animaba a expresar tus necesidades y tu vulnerabilidad?
- ¿Alguna vez les tuviste miedo?

- ¿A quién acudías para que te cuidara cuando tenías miedo/estabas triste? Si no era uno de tus progenitores, pregúntate por qué. Si era uno de tus progenitores y no el otro, piensa en la relación que tienes con el progenitor al que no recurrías en comparación con el otro.

¿Cómo se manifiesta cada estilo de apego en las relaciones adultas?

Bowlby creía que nuestro estilo de apego nos afecta «de la cuna a la tumba», y numerosas investigaciones apoyan esta creencia. Nuestro tipo de apego durante la infancia determina el tipo de relaciones que tenemos en la vida adulta, cómo lidiamos con el conflicto, nuestras expectativas del amor y nuestras actitudes respecto al sexo, así como un gran abanico de factores como la autoestima, la salud mental en general, la resiliencia, nuestra habilidad de lidiar con el estrés y los resultados académicos y profesionales.

De adultos seguimos teniendo esa alarma de apego, que se activa especialmente en las relaciones románticas. Cuando nos sentimos a salvo y seguros, nuestra alarma de apego se mantiene en silencio. Cuando nos sentimos inseguros, se activa la alarma de apego, normalmente porque alguien se ha distanciado (instigando el apego ansioso) o alguien está demasiado cerca (instigando el apego evitativo). En el caso del apego desorganizado, lo puede desencadenar que alguien esté demasiado cerca, que alguien sea impredecible o incluso que alguien te transmita seguridad, porque puede ser aterrador tener a alguien en quien confiar si en tu infancia experimentaste relaciones llenas de miedo.

Apego seguro: una persona con un apego seguro es capaz de dar y recibir amor. Se siente cómoda abriéndose a los demás y no se acobarda ante el compromiso y la intimidad. Se siente a salvo en las relaciones y esto significa que puede acercarse y alejarse cuando sea necesario. Desarrolla una identidad propia de alguien que merece el amor y el cuidado. Esta será su forma más típica de ser, pero nadie se siente cien por ciento seguro todo el tiempo. Todos tenemos inseguridades y partes inseguras en nuestro ser, con lo que las personas con un apego inseguro pueden activar nuestras alarmas de apego.

Apego ansioso: las personas con un apego ansioso se sienten inseguras en el amor y la intimidad. Se sienten muy ansiosas y sensibles ante el rechazo, tienden a necesitar grandes cantidades de reconfirmación y la pasan mal con la distancia y la separación. Tienen problemas regulando sus propios sentimientos y necesitan a los demás para calmarse en vez de ser capaces de calmarse por sí mismas. Puede que acaben aferrándose, siendo personas controladoras y exigentes.

Apego evitativo: las personas con un estilo de apego evitativo tendrán problemas con la proximidad. Se sienten muy independientes y tienden a alejarse del compromiso o de la intimidad. No se fían de los demás, con lo que permanecen a salvo manteniendo lejos a los demás. También evitan sentimientos difíciles o dolorosos, y niegan sus necesidades de conexión; en vez de eso proyectan todas sus necesidades emocionales en los demás.

Apego desorganizado/temeroso: estas personas quieren y temen las relaciones románticas a la vez. Por ello, buscan relaciones, pero tienen problemas para confiar en los demás y depender de otras personas. Les cuesta regular sus sentimientos y evitan depender de otras personas por miedo a que les hagan daño, o dependen en exceso de la gente y se predisponen a aquello que más temen: el abandono y el rechazo.

Ejercicio

Cuando empieces a reflexionar sobre esto, quizá notes algunos patrones en tus relaciones y algunos problemas que pueden ser habituales. ¿Cuál es tu papel? ¿Eres muy independiente y siempre ayudas a los demás? ¿A menudo necesitas a los demás para que te hagan sentir mejor y no puedes funcionar bien a solas? ¿Sueles ser la persona que pacifica o la que empieza los conflictos? Examina tu papel en las relaciones y empezarás a entenderte.

Es importante entender que cada persona puede tener un estilo de apego diferente. En el pasado, al estar en relaciones con personas muy evitativas, me he desplazado hacia un apego más ansioso. Al estar con personas muy ansiosas, me he desplazado hacia un apego más evitativo. Dicho esto, la mayoría de nosotros tendemos a inclinarnos más hacia un estilo de apego. Pero no sientas confusión si no encajas exactamente en ninguno de los apartados. Te animo a tomarte tu estilo de apego a la ligera y a fijarte cuando los comportamientos de los demás te provoquen diferentes respuestas.

¡Ojo! También existe apego entre amistades, compañeros de trabajo y familiares, no solo en las relaciones románticas. Dado que las relaciones románticas tienden a ser más íntimas (al igual que aquellas relaciones entre padres e hijos), los patrones de apego suelen ser más pronunciados en este contexto, pero desempeñan un papel en todas las relaciones.

El ciclo ansioso-evitativo

Connor tiene un apego evitativo, mientras que Abby tiene un apego ansioso. Suele ser habitual que personas con estos estilos de apego acaben juntas en relaciones. Hay algo casi magnético en ambos estilos, ya que la evitación de uno equilibra la ansiedad del otro.

Sin embargo, sin una comunicación adecuada y un poco de consciencia propia por parte de ambas personas, esto no suele acabar bien. Igual que en el caso de Connor y Abby, la persona evitativa dispara todas las inseguridades de la persona con un apego ansioso, que se toma la retirada y el distanciamiento como una prueba de que su pareja la está rechazando. Luego, la persona ansiosa fuerza a su pareja para que se abra y se acerque, lo que solo consigue que la persona evitativa se desconecte aún más para protegerse de esta proximidad, lo que agrava aún más el apego ansioso.

¿Cómo salir de este círculo vicioso de necesidades opuestas?

Podemos cambiar nuestro estilo de apego, pero no siempre es fácil. Siempre acabaremos volviendo a nuestro estilo de apego por defecto en momentos de amenaza. Aun así, incluso sin cambiar por completo nuestro estilo de apego, podemos transformar nuestras relaciones si entendemos nuestras inseguridades de apego, así como las de nuestra pareja.

En primer lugar, es importante saber que las reacciones de la otra persona no siempre giran a tu alrededor. Connor se distancia porque la proximidad le resulta aterradora y tiene que protegerse (aunque seguramente no lo haga conscientemente) y Abby se aferra porque tiene miedo de dejar espacio.

Un problema común que veo en esta dinámica es que siempre se tiene la sensación de que la culpa es de la otra persona. Y yo lo he hecho muchas veces: echarle la culpa a la otra parte por los problemas de la relación y creer que, si la otra persona cambiara su estilo de apego, todo se resolvería. Esta estrategia nunca me ha funcionado, porque negaba mi propio estilo de apego y mis razones por estar con personas que constantemente me hacían saltar la alarma de apego.

Las relaciones ansiosas-evitativas no suelen ser unidireccionales: los estilos de apego interactúan y agravan la respuesta contraria. Abby estaría más feliz si Connor se abriera y Connor sería más feliz si Abby dejara de ser tan controladora. Lo que pasa a menudo es que una de las dos partes proyecta en la otra persona.

Proyección

La proyección es uno de los conceptos más importantes que desearía que todo el mundo entendiera. Una de las maneras de escapar de nuestros sentimientos inconscientes, así como de las partes de nosotros de las que no somos conscientes, es proyectar en otras personas aquello que no nos gusta de nosotros. Cuando renegamos de partes de nosotros (que inconscientemente pensamos que son inaceptables o vergonzosas), se las atribuimos a los demás. Estas son, principalmente, cualidades desagradables, negativas, pero también puede pasar con cualidades positivas que no reconocemos en nosotros. Quizá estamos obsesionados con la belleza que tienen los demás y no somos capaces de reconocer nuestra propia belleza. ¿Alguna vez te has sentido molesto al instante por el comportamiento de alguien sin ningún motivo real? Lo más probable es que estés proyectando esa parte de ti en esa persona. La mayoría de nosotros no nos damos cuenta de lo mucho que proyectamos en los demás.

A eso se refieren las personas que dicen que las relaciones son un espejo en el que nos vemos reflejados: vemos a los demás, pero no como son, sino como somos *nosotros*. Cuando criticamos o juzgamos a los demás, realmente estamos criticando y juzgando esa parte de nosotros.

Solemos elegir parejas que tienen rasgos que negamos tener. Esto pasa en muchas relaciones. Las dinámicas de apego ansioso-evitativo son un ejemplo clásico. La persona evitativa niega totalmente su necesidad y su miedo al abandono o a la decepción. Se siente completamente independiente, como si no necesitara a nadie. Entonces elige relaciones en las que la otra persona parece muy dependiente, temerosa y vulnerable. Se puede sentir como la persona que no necesita nada porque su pareja ansiosa carga con las necesidades de ambas partes.

Lo mismo pasa a la inversa. Las personas con un apego ansioso tal vez proyecten su inaccesibilidad emocional, sus propios miedos a la proximidad, en la persona evitativa. Recuerda, tanto la una como la otra tienen miedo de la intimidad.

Ambas culpan a la otra: si fuera menos dependiente, o menos cerrada, la relación iría bien.

Me estaba costando encontrar un ejemplo personal de cómo proyecto, con lo que le pedí a una persona con quien tengo una relación cercana que me diera un ejemplo, y se rio y me contestó al momento: «Es evidente que tú proyectas tus vulnerabilidades y tu dependencia en *Albie*». *Albie* es mi perro. Él quiere abrazos y cariño constantemente, él es el que es dependiente. Yo soy la humana independiente que estoy bien sola. Luego va y decide ejercer su independencia y se sienta al otro lado del sillón, y yo me siento indignada y exijo que venga a acurrucarse conmigo de inmediato. Está claro que en realidad soy yo quien quiere amor y afecto, pero me siento más a salvo si hago que *Albie* cargue con esto en vez de apropiarme de mis necesidades.

Ejercicio

Piensa en algo que realmente te moleste de los demás. Quizá no soportas cuando la gente se queja mucho, o habla demasiado de sí misma, o es demasiado dependiente. Esta suele ser la parte de nosotros que no aceptamos. Intenta fijarte en los patrones que sigues al juzgar a los demás. ¿Cuáles son las características que te parecen intolerables? ¿De qué manera podría ser que tuvieras algunas de estas características? ¿Qué historias te cuentas sobre ellas? ¿Crees que es malo hablar demasiado de ti o depender de los demás? ¿Te estás negando el deseo de ocupar espacio o de necesitar a los demás?

Ejemplos de proyección

- «De seguro te gusta [esa persona]»: estar convencido de que alguien te pondrá los cuernos cuando eres tú quien puede que sienta atracción hacia otra persona o no tenga muy clara la relación.
- «Qué asco»: sentir asco por algo suele ser un reflejo de una vergüenza oculta. La gente suele responder así acerca del sexo o la homosexualidad, por ejemplo, lo cual seguramente es su propia vergüenza y sus inseguridades proyectadas en los demás.
- «Esa persona es muy dependiente»: alguien que declara que el resto de personas son dependientes puede que esté negando sus propias necesidades.
- «Fulanito es inaguantable/feo/patético/gordo»: a menudo proyectamos nuestras propias inseguridades en los demás, criticándolos. En realidad, estamos criticándonos a nosotros.
- «Está claro que no le gusto a Fulanito»: puede que sea a ti a quien no le guste Fulanito, o que no te gustes a ti, pero te defiendes de este sentimiento proyectándolo en la otra persona.
- «Todas las personas que hay aquí me hacen sentir incómodo»: puede que seas tú quien se siente incómodo, pero experimentas el problema como si lo provocaran los demás.

Parece que Connor esté proyectando su propia dependencia y vulnerabilidad en Abby, creyendo que es independiente y que no tiene necesidades, mientras que ella es la necesitada y la débil. Abby puede que también esté proyectando su miedo a la intimidad en Connor. Ella le echa la culpa de todo a Connor, y siente que él es quien está evitando que tengan una relación cercana. Aun así, ella eligió a alguien que la mantiene a una cierta distancia (recuerda, si estás en una relación con alguien emocionalmente inaccesible, es posible que tú también seas emocionalmente inaccesible).

Es importante no caer en la historia (a veces muy convincente) de que la culpa es del otro y tratar de explorar el papel que desempeña cada uno en este ciclo perpetuador.

¡Detente!

Si llevas todo este capítulo tratando de entender a tu pareja y su estilo de apego, detente y vuelve a leerlo poniendo el foco en ti. Piensa en Connor y en Abby: ambos le echan la culpa al otro por ser demasiado dependiente o demasiado distante, sin entender el papel que desempeñan en la relación. Lo mejor que podemos hacer para mejorar nuestras relaciones es restarles culpabilidad a nuestras parejas y buscar la responsabilidad en nosotros.

¿Qué es lo que ayuda a Connor y a Abby?

No quieren dejarse. En vez de eso, Abby convence a Connor para ir a terapia.

Al principio, él utiliza las sesiones para quejarse de Abby. Connor cree firmemente que el problema es Abby, y es convincente. Empiezo a estar de acuerdo con el hecho de que Abby se aferra mucho y es dependiente, y que si fuera menos ansiosa, él no sería tan evitativo.

Hasta que soy yo la que empieza a sentirse dependiente y a aferrarse.

La evitación de Connor es palpable. Convierte cualquier cosa seria en una broma. Cuando intento acercarme a él, tener momentos de conexión o vulnerabilidad, se traba, se tensa visiblemente y cambia de tema. Me cancela sesiones, me dice que no se ve haciendo terapia mucho tiempo, siempre con un pie fuera del consultorio. Empiezo a preocuparme por si no vuelve, por si aquella sesión es la última. «Ahora soy yo la necesitada», le digo a mi supervisor, medio en broma.

Me pregunto si es así como se siente Abby: pensando que Connor no está realmente involucrado, que puede irse en cualquier momento. No me extraña que esté ansiosa. A ver, tampoco estoy diciendo que Connor tenga la culpa. Creo que a las personas con un apego evitativo se las demoniza a veces en el mundo digital, pero es importante recordar que esta dinámica la crean dos personas. Sin embargo, hasta que Connor no sea capaz de quitar la mano de la manija de la puerta, dudo que Abby pueda sentirse segura en la relación.

Empiezo a alejar la conversación del foco de Abby y me centro en la evitación de Connor.

—¿Cómo te sientes cuando Abby intenta compartir sus sentimientos contigo?

—Me da escalofríos, como si me cerrara rotundamente.

—¿Qué tienen de escalofriantes las emociones?

—Ni idea, solo sé que me molestan. —Aquí hay una historia; se tiene que desvelar el resto del iceberg.

La familia de Connor nunca hablaba de sentimientos; eran una de esas familias que hacían de tripas corazón y seguían adelante, el tipo de personas que se burlaban del sentimentalismo y se reservaban todas las vulnerabilidades para sus adentros.

Su padre se reía cuando Connor mostraba cualquier tipo de sensibilidad; le humillaba por llorar y por ser «demasiado débil». A partir de los cinco años, su padre dejó de abrazarlo: «Ya eres muy mayor para eso», le decía. Connor aprendió a reprimir cualquier tentativa de proximidad, enterrando su profunda necesidad de cariño y amor para que su padre no pudiera verla. Al final, se acostumbró tanto a esconderla que pasó a ser invisible también para él.

Ahora se siente humillado con la sola idea de mostrar cualquier sentimiento o expresar una necesidad. Proyecta sus miedos de vulnerabilidad en los demás, y considera al resto de personas débiles por atreverse a expresarse. Me doy cuenta de que la manera como me siento con Connor (ansiosa por si me rechaza, demasiado emocional y sensible) seguramente sea la manera en que su padre le hizo sentir a él. Mi trabajo es ayudar a Connor a apropiarse de esa parte de sí mismo para poder dejar de apartar las cosas que seguramente, en el fondo, quiere desesperadamente.

—¿Alguna vez has pensado —le pregunto a Connor— que tal vez Abby no sea tan dependiente como crees? ¿Qué quizá tú también tienes necesidades? ¿Que posiblemente tú quieres que te amen tanto como ella lo quiere?

Se ríe.

—Qué va, yo soy independiente. Yo no necesito a la gente como ella.

—Todos tenemos necesidades, Connor. ¿Qué me dices de aquel niño que quería un abrazo de su padre?

Mira la pared.

—Sí, es todo lo que quería de él. —Las palabras se le atascan en la garganta—. Pero ya no soy un niño.

—Puede que no, pero los adultos también necesitamos abrazos.

Connor pone los ojos en blanco, igual que muchas otras veces, y hace una broma sobre los irlandeses tomando cerveza para mantenerse calentitos por la noche.

La conversación sigue adelante, pero algo lo marcó.

A la siguiente sesión, Connor me anuncia que dejará la terapia.

—La semana pasada noté que fuiste un poco más vulnerable conmigo —le digo, intentando mantener la calma y resistir el deseo de aferrarme ansiosamente—. Me pregunto si tu impulso para marcharte está conectado con eso.

—¿Qué, como si estuviera huyendo?

Levanto las cejas a modo de pregunta.

—Supongo que podría ser —reconoce.

Lentamente pasa a ser más reflexivo. La vulnerabilidad y la necesidad de intimidad que llevan tanto tiempo en el inconsciente están empezando a salir a la superficie.

A medida que avanzamos con la terapia, Connor empieza a admitir que tiene miedo, miedo de mostrar sus sentimientos, miedo de acercarse demasiado a alguien por si luego lo humilla o, peor, se va.

Y aunque es extremadamente difícil llegar hasta allí, se lo admite todo a Abby.

Experimenta contándole cómo se siente, superando las ansias de cerrarse rotundamente. Le explica el miedo que le dan los sentimientos, y como en el fondo está muerto de miedo por si se abre y ella se va.

—Por eso necesito un poco de espacio. No tiene nada que ver contigo. Para mí, las emociones son vergonzosas, pero es algo que quiero mejorar —explica.

—¿O sea, que los dos tenemos miedo de que el otro se vaya? —pregunta Abby.

Connor asiente y se da cuenta de que el hecho de que le vean así le hace sentir bien y le hace sentir miedo a la vez.

En cuanto Connor se abre, Abby reconoce que sus brotes ansiosos y su comportamiento controlador pueden ser una manera de captar la atención de Connor. Cuando se siente rechazada, le preocupa que él se haya olvidado de ella o haya dejado de quererla. Los llantos y la ansiedad pueden ser una manera de conseguir su amor y su cariño. No le funciona, por supuesto; parece que solo consigue distanciar más a Connor.

Juntos intentan pensar en lo que cada uno puede hacer diferente: Connor, compartir sus sentimientos y sus propias necesidades, y Abby, respetar la necesidad de espacio de Connor, expresando la necesidad que tiene Abby de atención y cuidado desde una posición de independencia más regulada.

Abby sonríe y se abrazan, ambos aliviados por haber compartido algo personal, por haber hecho algo distinto de su habitual jala y estira. Esto no es el fin de sus problemas (Abby volverá a explotar alguna vez y Connor se distanciará), pero aprenderán a lidiar con ellos de otra forma. A medida que Connor es más capaz de acercarse y abrirse, Abby se siente más segura para retirarse y calmarse, y pronto verán que comparten más lo que sienten de lo que nunca habían creído posible, hablando hasta altas horas de la noche como si se acabaran de conocer. Y, en cierto modo, así es.

Encontrar a alguien con quien trabajar en ello

Uno de los motivos por los que Connor y Abby pudieron empezar a reparar su dinámica ansiosa-evitativa es porque ambos estaban preparados para trabajar en sí mismos. Es muy difícil de hacer si solo uno de los dos se compromete a hacer el trabajo. Puede que se necesite que uno de los dos ponga en marcha el asunto, y normalmente esto lo hace la persona con un apego más ansioso (las personas evitativas no suelen buscar terapia tan fácilmente). Pero si estás intentando trabajar en ti, abrirte a la otra persona, responsabilizarte de tus patrones y modificarlos, tu relación seguramente no cambiará a menos que la otra persona también lo haga (aunque está claro que, con suerte, tu cambio tendrá un efecto positivo en la otra persona).

Si la otra parte no está dispuesta o te dice que esto es algo que nunca haría, plantéate si esa es la relación adecuada para ti. Sé sincero contigo. ¿Hay algún patrón de la infancia que puedas estar recreando en esta dinámica? ¿Te estás aferrando a la fantasía de que esta persona cambie en vez de reconocer la realidad de cómo es?

Si tanto tú como tu pareja están dispuestos a reflexionar sobre estos temas e implementar cambios, ya tienen la mitad del trabajo hecho. No hay nada que me guste más que ver a dos personas comprometidas a entenderse para poder sanar juntas su relación. Tanto si al final es a largo plazo como si no, puedes aprender mucho de una dinámica en la que ambos se atreven a arriesgarse con indecisión a ser vulnerables juntos.

Cambiar tu estilo de apego te da seguridad tanto a ti como a tu relación. Es un proceso gradual y parcial, y no tanto algo que tiene un fin, o es de tipo blanco o negro (por ejemplo, un día puedo tener un apego inseguro y al día siguiente, un apego seguro). A veces se trata de crear juntos una relación segura, lo cual implica entenderse, aceptarse, y convivir con tu estilo de apego y con el de tu pareja, para dotar a la relación de un apego seguro mientras que cada parte mantiene su propio estilo de apego en el seno de la relación.

Para hacerlo es importante reconocer tus detonantes y tus patrones, y tratar de cambiar tu respuesta ante un factor desencadenante. Cuando suena tu alarma de apego, te dice que te aferres y busques consuelo, o que te distancies y te retires, o las dos cosas. Para sanar tu estilo de apego deberás responder de forma distinta a la alarma, mostrando comprensión y compasión ante la parte de ti que está insegura (tu niño o niña interior) y creando seguridad en tu interior.

Consejos sobre qué hacer cuando se te activa la alarma de apego

- **En primer lugar, reconoce que se activó.** Si tienes el deseo de aferrarte o distanciarte, o ambas cosas, date cuenta de que lo tienes e intenta alejarte de él tomándote un momento en vez de actuar de inmediato.
- **Piensa en tu infancia** y en otros momentos en los que hayas sentido estos sentimientos. Intenta utilizar este conocimiento para reconocer que tu alarma de apego está sonando a máxima potencia y que esto libera un trauma de infancia en vez de la situación real en el ahora. Puedes utilizar este conocimiento para calmar a tu niño o niña interior.
- **Antes de pasar a la acción** (aferrándote o alejándote), intenta calmarte, haciéndote sentir tranquilidad y seguridad. Si tiendes a necesitar a los demás para consolarte, intenta encontrar maneras de calmarte a solas. Si tiendes a cerrarte rotundamente, intenta desafiarte para abrirte y permitirte depender de otra persona. Repítete que estás a salvo. Eres una persona adulta que no necesita a

esta otra persona para sobrevivir en este momento. ¿Qué puedes hacer para regularte?

- **Comunícate con tu pareja.** Intenta responsabilizarte de tus reacciones en vez de culpar a tu pareja por haberte provocado. Expresa cómo te sientes para que tu pareja pueda reconocer tus necesidades y responder a ellas. Sé vulnerable y ábrete tanto como puedas.
- **Permítete sentir (y comunicar) el miedo** de depender de otra persona. Es aterrador, y no pasa nada. Todos los estilos de apego se basan en un miedo profundo a depender de otra persona; incluso a las personas con un apego seguro, depender de alguien puede dar miedo. En vez de reaccionar, permítete sentir ese miedo, el mismo miedo que seguramente sentiste en tu infancia con progenitores de los que no podías depender totalmente.

Si te viste a ti o a tu pareja en uno de estos estilos de apego y quieres saber más al respecto, te recomiendo el libro *Maneras de amar*, de los doctores Amir Levine y Rachel Heller, que profundiza más en cómo se crean los estilos de apego, cómo afectan a nuestras relaciones y cómo se pueden cambiar.

CODEPENDENCIA, LÍMITES Y COMPLACER A LOS DEMÁS

¿Por qué me pierdo en las relaciones?

Al principio de nuestras sesiones juntas, Kelley (la estudiante de arte que tenía problemas de ansiedad y de límites) se enamora. Me envía un mensaje el día antes de nuestra sesión. «TENGO NOTICIAS». Llega pronto, entra de un salto al consultorio y, antes de que siquiera nos hayamos sentado, me anuncia con orgullo que conoció a alguien.

Sigo su nueva relación como si fuera una comedia romántica de Hollywood, porque así es como me la presenta Kelley. Trish es la chica más bonita que ha visto en su vida. Es divertida y graciosísima, se pasan el tiempo riendo en la cama o bailando juntas. Hacen turnos para sorprenderse mutuamente con el desayuno por las mañanas, y en cuestión de semanas ya están pasando cada noche juntas. De repente, todas las historias o anécdotas incluyen a Trish, como si no hubiera existido nunca sin ella.

Sin embargo, a pesar de todo lo que oigo de Trish, hay algo en ella que no acabo de comprender, como si fuera un personaje de ficción, sin ninguna profundidad. La idealización que hace Kelley de ella hace que toda la relación me parezca ligeramente irreal. ¿Dónde están las imperfecciones de Trish, sus defectos y problemas? Y, lo más importante, ¿por qué Kelley no los ve? Es normal que, al principio, la gente lleve unas gafas con las que lo ve todo de color rosa, así que me convenzo para dejar de ser cínica y esperar a ver cómo se desarrollan las cosas. Y se desarrollan rápido. En cuestión de tres meses, Trish se mudó a la casa de Kelley. Le comento que las cosas están yendo muy rápido y ella hace broma diciendo que las lesbianas son así, lo cual apaga cualquier curiosidad acerca de lo que está pasando. Aun así, intento dejar de preocuparme porque Kelley parece estar realmente feliz.

Las grietas empiezan a aparecer en verano. Una noche, de fiesta, Trish acaba borracha como nunca y empieza a insultar a las amistades de Kelley. Tardan dos horas en llegar a casa porque Trish se niega a tomar un taxi. Trish se pasa el día siguiente sintiéndose culpable en la cama, haciéndole prometer a Kelley que no está enojada. No lo está, me asegura, aunque lo único que veo es como va jugueteando con los dedos mientras lo dice, y como su cuerpo traiciona sus palabras. Es algo puntual, me dice a mí y se dice a sí misma.

Pero no es así. Esto es, en realidad, el inicio de un inestable patrón de codependencia. Trish se emborracha y Kelley la cuida, luego Trish se siente deprimida y culpable, y Kelley tiene que volver a cuidar de ella, mientras reprime sus propios sentimientos.

A medida que su relación continúa, el mundo de Kelley empieza a hacerse más pequeño. Cada vez ve menos a sus amistades, deja de ir a las exposiciones de arte que le encantan porque Trish la necesita en casa, pinta menos porque a Trish le interesa más salir a cenar y beber. Trish también se apodera de la terapia. Kelley quiere encontrar la manera de ayudarla, lo cual podría sonar perfectamente sano, pero se preocupa y pone todos sus esfuerzos en intentar convencer a Trish de que vaya a terapia para dejar de beber y para mejorar. Lo que se intuye, como pasa a menudo en este tipo de relaciones, es que cuanto más la ayuda Kelley, peor está Trish.

Su voluntad de complacer también se manifiesta en el sexo. Kelley no quiere ocupar demasiado espacio en la cama, así que nunca pide lo que necesita. Se centra en Trish, y ella, en realidad, nunca llega al orgasmo. Me dice que ya le gusta así; se siente mucho más cómoda dando que recibiendo. Me vuelve a saltar la alarma. ¿Dónde están los deseos de Kelley? ¿Qué hay de la satisfacción de Kelley? Ella también tiene necesidades, pero parece que quedan arrinconadas para satisfacer las de Trish.

Le hago ver a Kelley que casi nunca hablamos de ella. Se ríe y dice: «Hablar de Trish es hablar de mí». No me río con ella porque lo que me está diciendo no es nada divertido. Kelley está muy enredada con Trish, y siente que son una única persona. Lentamente, Trish empieza a eclipsarla. Me recuerda a la falta de límites que tiene Kelley con su madre, como si fueran una misma persona. Me da la sensación de que Kelley y Trish se volvieron codependientes.

¿Qué es la codependencia?

Las relaciones sanas son, en su mayoría, equilibradas y equitativas. Tienen una naturaleza recíproca: «a veces yo te cuido a ti y otras veces tú me cuidas a mí». Las relaciones codependientes son desiguales. Una persona es la que da más y se sacrifica, mientras que la otra se limita a recibir. Normalmente, esto equivale a que una persona es excesivamente dependiente, es la «necesitada», y la otra se abandona a sí misma para satisfacer las necesidades de su pareja. Esta es la parte de la codependencia que creo que a veces se malinterpreta. Muchas personas creen que el concepto describe el hecho de pasar mucho tiempo con la pareja o de que ambas personas dependan mucho la una de la otra, cuando en realidad se trata de un desequilibrio.

En una relación de codependencia, cada persona utiliza inconscientemente a la otra para representar sus heridas. Puede que una persona se pierda en la relación y abandone sus necesidades, mientras que la otra utiliza y explota a la primera para satisfacer sus necesidades. Es una relación enmarañada en la que pierdes tu sentido de independencia. En la codependencia, los límites son borrosos. Hay una sensación de que no sabes dónde acaba la otra persona y dónde empiezas tú, lo cual hace el vínculo aún más fuerte y la relación más complicada de abandonar porque sientes que no puedes existir sin la otra persona.

Amalgamiento

El amalgamiento (o enredo) es una relación con límites fusionados, en la que no sabes dónde acaba la otra persona y dónde empiezas tú. Se espera de ti que pienses, sientas y creas lo mismo que la otra persona, con lo cual prácticamente pasan a ser una sola. Esto hace que sea complicado sentirse como un ente separado e impide una independencia real. Si se da en una relación paternofilial, puede hacer que al niño le resulte difícil alejarse de su familia y formar relaciones adultas independientes. Si fantaseas con gente sin realmente estar en una relación seria, y tienes una relación muy estrecha con tus familiares, puede que estés saboteando tus relaciones porque realmente no quieres crecer y separarte de tus padres.

Puede que seas tú quien se abandona en una relación porque te sientes responsable de los sentimientos de la otra persona y sacrificas tus propias necesidades para satisfacer las suyas. Esto va de la mano de la voluntad de complacer a los demás. Como te sientes responsable de la otra persona, puede que te descuides y te cueste poner límites, decir que no y entrar en conflicto.

Por otro lado, puede que seas una persona bastante exigente y controladora y te cueste comprometerte. Quizá tiendes a culpar a los demás de tus sentimientos y crees que son ellos quienes deberían hacerte feliz. Llevado al extremo, esto podría tratarse de un abuso narcisista o de un control coercitivo, relaciones en las que una de las dos personas (a menudo inconscientemente) utiliza a su pareja para conseguir lo que quiere.

Señales de codependencia

- Abandono de tus necesidades y deseos.
- Sentirte responsable de los sentimientos de los demás.
- Cargar con la culpa o disculparte para mantener la paz.
- Necesitar la aprobación y validación de los demás.
- Necesitar tener el control.
- Estar a menudo en el papel de cuidador en una relación.

- Evitar el conflicto.
- Hacer cosas que no quieres hacer para hacer felices a los demás.
- Dificultad para conectar con los sentimientos y mostrarlos.
- Idealizar a otras personas.
- Baja autoestima y gran miedo al rechazo.

¿Por qué entablamos relaciones codependientes?

En una relación codependiente suele haber una persona «necesitada» y otra «resolutiva». Hay una división entre vulnerabilidad y responsabilidad. Toda la vulnerabilidad se proyecta en la persona «necesitada», lo cual hace que la persona «resolutiva» se sienta resentida por tener que dejarlo todo por esa persona y, además, que todo el tiempo se niegue su propia vulnerabilidad. Mientras tanto, la persona necesitada renuncia a su sentido de la responsabilidad y a la voluntad de cuidarse, lo cual la hace sentir dependiente de la ayuda de la otra.

Cuando Kelley se queja de Trish, no se da cuenta de cómo la está infantilizando y está contribuyendo a su estado dependiente y necesitado. Se siente tan responsable de ayudar a Trish que, en realidad, eso la desempodera. Es como si Trish fuera una niña, incapaz de cuidarse, aunque no estoy convencida de que eso sea verdad. Sospecho que Trish adoptó el papel de niña, mientras que Kelley asumió el de madre.

Cuando entras en una relación codependiente, normalmente copias el tipo de relaciones que tuviste en tu infancia. Si uno de tus progenitores era especialmente controlador o narcisista, puede que no desarrollaras un gran sentido de identidad y de tus propias necesidades. Tal vez desempeñaste el papel de cuidador de pequeño, con tus progenitores o hermanos, y aprendiste a sentirte valorado por cuidar a los demás. Quizá te gritaban, te dejaban de hablar o abusaban de ti de alguna forma, lo cual hizo que te aterrorizara el conflicto, con lo que aprendiste a complacer a los demás para tenerlos contentos. Tal vez creciste en una familia amalgamada, con lo que sentiste que no podías tener límites o ser demasiado diferente del resto de familiares.

El amalgamiento puede parecer algo positivo (todos queremos una relación cercana con nuestros padres, ¿verdad?), pero no se debería confundir con un vínculo estrecho sano. Tener una relación demasiado estrecha puede crear una dependencia insana en la que tu familiar te utiliza para satisfacer sus necesidades emocionales y tú no puedes llegar a ser tú. Kelley tenía una relación muy estrecha con su madre, pero carecía de límites y de un distanciamiento sano, y hacía que Kelley tendiera a ser excesivamente dependiente de los demás y perdiera su identidad en las relaciones.

El amalgamiento crea adultos que:

- Se sienten demasiado responsables de los sentimientos ajenos.
- Priorizan las necesidades ajenas por encima de las propias.
- Tienen problemas con los límites.
- Desempeñan un rol parental, intentando solucionar los problemas de todo el mundo.
- Se comportan como un niño eternamente. Nunca crecen y siempre buscan a alguien que les cuide.

- Se sienten excesivamente culpables, como si estuvieran constantemente haciendo algo malo.
- No conocen o no respetan sus propios sentimientos y necesidades.
- No pueden tolerar las diferencias entre ellos y sus parejas o amistades.

El amalgamiento crea una especie de retraso en el desarrollo, de modo que no llegas a madurar porque aún no eres independiente. Por experiencia propia, esto puede tener dos efectos en nuestras relaciones: fantaseamos acerca de las relaciones, pero nunca acabamos de involucrarnos, o entramos en relaciones que carecen de límites y están igual de amalgamadas.

¿Cómo puedes cambiar la dinámica con tus padres?

Separarte emocionalmente de tus progenitores es una de las cosas más difíciles a las que se enfrenta la gente en terapia. Aunque es un proceso diferente en cada persona, cambiar la dinámica psicológicamente y dejar atrás el confort de una familia unida no es tarea fácil. Pero a la vez es la única manera de sentirse libre.

La separación emocional de tus progenitores es muy sana. Por eso los adolescentes empiezan a priorizar a sus amistades de repente y les dicen a sus padres que los odian. Si tienes a un adolescente en casa y lo hace, o si tú lo hiciste en tu adolescencia, es una señal sana de que se están separando para convertirse en una persona autónoma con sus propias ideas e identidad. No significa que a partir de ese momento ya no puedas tener una relación estrecha y afectuosa con tus padres, pero puede que tengas que separarte primero y aprender a convertirte en un ente independiente, para poder tener una relación de persona a persona, en vez de quedarte atrapado en una fusión paternofilial.

Cuando hablo de separarse, no me refiero necesariamente a tomar distancia. Una persona puede estar en la otra punta del mundo y seguir emocionalmente amalgamada con sus padres.

La separación es aterradora si tenemos la sensación de que nuestros padres no podrán lidiar con ella. Puede que necesiten que seamos iguales que ellos, y que se sientan amenazados si somos demasiado diferentes. Nosotros somos conscientes de esta amenaza y nos preocupa decepcionarlos, que no les gustemos si somos distintos a ellos. Pero si nos mantenemos aferrados, renunciamos a nuestra independencia y a nuestro sentido de identidad como persona completa.

Si no tienes una relación con tus padres, o si ya no están vivos, puedes separarte igualmente de ellos emocionalmente; es más un proceso interno que otra cosa.

Separarnos de nuestros progenitores también puede suceder a través de la separación emocional de nuestras parejas adultas, que a menudo se convierten en los suplentes de nuestros padres. Aprender a poner límites y a ser más independientes en nuestras relaciones adultas es una manera de separarse más de las dinámicas paternofiliales dentro de las relaciones románticas de codependencia.

Autoabandono

Incluso si creciste en un hogar estable y lleno de amor, puede que aprendieras que eras bueno si hacías lo que tus padres querían, y malo si hacías lo que no querían. Con lo que, de adultos, seguimos creyendo que, para que nos quieran y nos acepten los demás, tenemos que hacer lo que ellos quieren, incluso si nosotros no queremos.

Sea cual sea el motivo, te habrán enseñado en algún momento que eres responsable de los demás, que tus necesidades y sentimientos no son tan importantes como los ajenos. Si desde tan pequeños anteponemos las necesidades ajenas a las nuestras, puede que no seamos conscientes de nuestros propios sentimientos, necesidades, deseos y límites. Estar tan centrados en los demás hace que dejemos de estar en contacto con nosotros mismos, y esto es un autoabandono.

Al principio parece que Kelley está renunciando a sus necesidades de forma voluntaria: quiere dejarlo todo para ayudar a Trish; quiere cancelar las exposiciones para poder pasar tiempo con ella. ¿Soy la única que lo ve como algo problemático?

Pero cada vez que habla de cuidar de Trish o de renunciar a algo, juguetea con los dedos.

—Pareces un poco molesta —sugiero, señalando con la cabeza sus dedos.

Kelley gime.

—Okey, sí, es un poco molesto. Es como si Trish fuera tan frágil que yo no puedo hacer nada de lo que quiero. Nunca nada gira en torno a mí.

Parece que, como pasa a menudo cuando alguien se abandona o se dedica a complacer a los demás, Kelley ha acumulado un poco de resentimiento hacia Trish.

Resentimiento

La actitud de complacer a los demás y la codependencia pocas veces existen sin que haya resentimiento. A menudo, si se violaron nuestros límites, tendremos una sensación física de malestar.

Cualquier persona complaciente conocerá la amargura que se experimenta tras hacer algo que realmente no se quiere hacer. Y aunque no te hayas negado (seguramente porque no te sientes a salvo haciéndolo o porque te resulta raro), tienes la sensación de que te forzaron a hacerlo. Cedes, pero lo haces con el mismo mal humor que un adolescente silencioso. Puede que mantengas una sonrisa pegada en el rostro por miedo a decepcionar a los demás, pero por dentro te sientes furioso.

Si te sientes resentido por tener que hacer algo, esta es una buena pista de que ese algo está transgrediendo uno de tus límites. Utiliza ese resentimiento como señal de que puede que estés incurriendo en un autoabandono.

El resentimiento que sentimos con nuestras parejas viene a menudo de la infancia. Es parecido al resentimiento que habríamos sentido si nos hubieran hecho responsables de otras personas o se hubieran traspasado nuestros límites cuando éramos pequeños. Aun así, por muy resentidos que nos sintamos por tener que renunciar a nuestras necesidades, solemos tragarnos el resentimiento (o sale de una forma pasivo-agresiva) en vez de decir que no.

¿Por qué nos cuesta decir que no?

Cuando nos abandonamos, anteponemos una relación a nosotros mismos. La necesidad de Kelley de quedarse con Trish y su miedo al abandono puede que sean tan fuertes que la lleven a abandonar sus propias necesidades y deseos. El hecho de que se sintiera incómoda porque su pareja fuera la «protagonista» en el terreno sexual me dio una pista acerca del posible autoabandono. Nuestro cerebro, impulsado por la supervivencia, hará lo que sea para evitar que nos abandonen, incluso si esto significa renunciar a lo que queremos. Básicamente, nos abandonamos para que no nos abandone nuestra pareja. Esto puede ser una estrategia de apego: si damos a las personas que nos cuidan aquello que inconscientemente sentimos que necesitan, no nos abandonarán; seguiremos en el rebaño y no nos comerán los leones.

Como recordarás, Kelley y su madre tienen una relación tan cercana que su madre le contaba su vida sexual con todo lujo de detalles desde que Kelley era pequeña, y no le gustaba que Kelley intentara tener espacio. Kelley se sentía emocionalmente responsable de su madre (casi como si ella fuera la madre), ya que esta era tan sensible ante el rechazo que no podía soportar que Kelley estuviera triste o intentara negarse a algo. Esto es lo que yo entiendo como una relación amalgamada o enredada entre madre e hija, en la que Kelley no era capaz de separarse y convertirse en una persona autónoma. Y ahora le está pasando algo parecido con Trish.

Por lo general, nos cuesta poner límites porque tenemos miedo de la respuesta de la otra persona. Una vez más, creo que esto lleva de nuevo al miedo al abandono, ya que tememos estar solos. Si crecimos careciendo de límites, puede que así sea como experimentáramos la proximidad con los demás, de una forma fusionada. Así que ahora puede que pongamos en el mismo saco los límites y la distancia con la sensación de aislamiento y soledad.

Con Kelley lo exploramos. Admite que si le dice que no a Trish, ella se enojará. «¿Dónde aprendiste por primera vez que no estaba bien decir que no?», le pregunto.

Ella mira hacia atrás. Le viene un recuerdo de su madre rompiendo en llanto. Tiene siete años y no quiere darle un abrazo a su madre. «Ya no me quieres, ¿verdad?», le dice su madre, con el rostro cubierto de lágrimas. Kelley entra en pánico, una ansiedad conocida; no quiere hacer enojar a su madre. Así que, apretando los dientes, se fuerza a rodear a su madre con los brazos, la cual la estruja tan fuerte que hace que le cueste respirar. El cuerpo de Kelley está rígido, pero sabe que tiene que hacerlo para que las cosas mejoren.

Este es un pequeño momento de los muchos que ocurrieron durante la infancia de Kelley, y que le transmitieron la idea de que no podía tener el espacio y la independencia que necesita, y que le debilitaron los límites y le enseñaron que tiene que abandonarse para hacer felices a los demás.

¿Cómo puedo sanar?

Sanar la codependencia es totalmente posible. Se requiere que ambas personas se centren en sanarse a sí mismas (y no a la otra persona). Así que ¿cómo se logra realmente?

Implica la dura labor de conectar con la herida y luego pasar a la acción para reforzar los límites y satisfacer tus propias necesidades. Esto puede ser doloroso (lo sé porque yo lo he hecho y sigo haciéndolo). Exige llegar a niveles profundos de tu niñez, encontrarte con tu yo de la infancia, y sentir realmente cómo era dejar a un lado tus propias necesidades, tener que priorizar las necesidades de los demás, para que las personas que cuidaban de ti no vieran o tuvieran que lidiar con tus sentimientos. No es fácil. A veces te puede parecer lo más doloroso del mundo el hecho de ser tan vulnerable y estar herido, pero merece la pena. Procesar el dolor ayuda a sanar la herida, para no recrearla tanto en nuestras relaciones.

Salir de la relación puede ser de ayuda, pero si no llegas a la raíz de lo que hay debajo, puede que continúes encontrando el mismo tipo de persona y repitas una y otra vez el mismo tipo de relación.

Como dije antes, sanamos a través de las relaciones con los demás. A medida que Kelley empieza a experimentar con los límites en nuestra relación, y expresa diferencias conmigo, aprende que es algo seguro y que puede empezar a aplicar en otras de sus relaciones. Soy consciente de que para ella es duro no saber nada de mí, que haya un límite entre nosotras, y me pregunto si esto le resulta incómodo. Asiente. Esa separación es dura; no está acostumbrada a tener ninguna relación tan desapegada. Reconocer la sensación parece que ayuda; empieza a venir puntual a las sesiones y me plantea menos preguntas sobre mí.

La terapia es una relación en la que puedes empezar a practicar sentir o decir cosas que no te sientes a salvo diciendo en otras relaciones. Siempre es conmovedor cuando un paciente que no ha sido capaz de expresar la ira antes me dice por primera vez que está enojado conmigo. O cuando un paciente muy independiente, que siempre ha negado necesitar a los demás, me dice, en voz baja y vulnerable, que tiene miedo de que un día le deje.

Uno de los principales miedos al cambio es perder la relación. Aunque puede pasar, no es inevitable. Y en algún momento te tienes que plantear: ¿Estás dispuesto a permanecer en una relación si el precio que tienes que pagar eres tú?

Este era el dilema al que se enfrentó Kelley cuando empezó a reconocer el problema.

Cinco cosas (aunque hay muchas más) que pueden ayudar a sanar la codependencia

1. **Procesa la herida central.** La herida central suele ser lo que te lleva a buscar estos patrones disfuncionales. En vez de echarle la culpa a tu pareja, intenta conectar con lo que sea que estés repitiendo. ¿En tu infancia te hicieron sentir bajo control, como si no pudieras decir que no? ¿O quizá sentías mucho descontrol y necesitabas controlar a los demás para sentirte a salvo? ¿Cómo te sentías? ¿Recuerdas algunos momentos o sentimientos? Con tacto, disponte a conocer a la criatura herida que llevas dentro y que está repitiendo esas heridas en la actualidad.
2. **Conecta con tu intuición y con tus necesidades.** Es importante que te des cuenta de tu reacción física cuando sientes las ansias de autoabandono. Cuando alguien te pide que hagas algo, ¿qué te dice el cuerpo? ¿Tienes una punzada de enojo y resentimiento, o sientes calma y lo aceptas? No tienes por qué responder de forma diferente aún, sino que simplemente limítate a conectar con tu intuición para ver si tus necesidades están en conflicto con las de la otra persona. Este paso consiste en volver a generar confianza en ti para que el niño que llevas dentro pueda confiar en que estarás allí después de años sintiéndose abandonado.
3. **Da pasos activamente para crear una distancia sana en tus relaciones.** Aparte de procesar tus relaciones en la infancia, también tienes que hacer cambios en tus relaciones adultas. Reconocer y reivindicar que eres diferente es una parte importante para sentir plenitud. La interde-

pendencia sana (en la que dos personas dependen la una de la otra, pero también pueden satisfacer en gran medida sus propias necesidades y cuidarse) requiere un grado de separación. Es importante reconocer que son personas distintas, con sentimientos, deseos, pensamientos, valores, gustos y aversiones distintas. A muchos de nosotros nos puede costar tolerarlo porque pensamos que tenemos que hacerlo todo con nuestra pareja, que debemos tener los mismos amigos, que nos tienen que gustar los mismos sitios, que tenemos que estar de acuerdo en todo. Mantener este límite sano entre ambas personas evita que se responsabilicen de la otra persona. Tu pareja no es responsable de tus sentimientos, ni tú de los suyos. Celebren sus diferencias, que seguramente fue lo que les atrajo desde el principio.

4. **Comunícate.** Una gran parte de la separación se basa en la comunicación. Decirle a alguien cómo te sientes crea, de por sí, separación, porque reconoces que sus sentimientos no son iguales, que la otra persona no puede leerte la mente. Si notas que se te acumula el resentimiento, asegúrate de expresar la ira que sientes a tu pareja (de una forma constructiva y comedida). Admitir tu ira y expresarla con compasión, en vez de hacerlo de forma desbocada y proyectándola hacia tu pareja, puede ser una herramienta útil para crear separación entre ambas personas porque, al decir que algo no te parece bien, te estás respetando. El autorrespeto es una barrera a la codependencia; como te estás defendiendo y estás satisfaciendo tus necesidades, no tendrás que utilizar a los demás para que las satisfagan ni las abandonarás por completo. La respuesta de la otra persona no siempre

será positiva. Puede que no te sientas lo suficientemente a salvo en todas las relaciones para expresarte. En las relaciones adultas abusivas, es muy probable que se te castigue por decir que no. Entiendo que, a veces, cerrar el pico y no causar problemas es una estrategia de supervivencia. Es importante que conectes contigo para ver si la relación es lo suficientemente segura para que digas lo que piensas.

5. **Pon límites.** Los límites son el antídoto para la actitud complaciente y la codependencia. Son la manera de distinguir entre nosotros y la otra persona. Poner un límite traza una línea entre nosotros y los demás, y nos ayuda a separar nuestras necesidades y sentimientos de los demás, y nos sentimos como una persona completa y fuerte. Los límites son protectores. Puede que sea lo que no tuvimos en nuestra infancia. Son una expresión de la diferencia: «No quiero hacer esto. Tengo una mente separada de la tuya. Puedo quererte y estar aquí para cuando me necesites y, aun así, querer hacer las cosas de forma distinta».

Cómo poner límites

Hay tres pasos clave para poner límites:

1. **Identifica cuál es tu límite.** Antes de marcar un límite, tienes que tener claro qué estás preparado para soportar y qué no.
2. **Comunícalo.** Sin culpar ni atacar a tu pareja, expón claramente tu límite y la consecuencia si no se respeta.

3. **Haz que se cumpla el límite.** Los límites necesitan consecuencias porque, si no, no son más que palabras vacías. Actúa si no se respeta tu límite, incluso aunque esto le siente mal a la otra persona.

Te animo a empezar a pequeña escala. Estamos intentando enseñarle a tu mente que decir que «no» no es la amenaza escalofriante que se piensa, así que empieza con algo manejable. Di «no» a una película que no quieras ver, o a un evento al que no te entusiasme ir. Al principio te parecerá aterrador; puede que experimentes una respuesta al miedo (véase pág. 63), pero esto no es motivo suficiente para ceder. Con el tiempo, cuando tu cerebro aprenda que los límites son seguros, podrás progresar hacia límites más grandes y estremecedores.

Recuerda que los límites son acciones, no palabras. La mayoría de las personas no se da cuenta de que, para poner límites, hay que actuar. Si no hacemos que se cumpla el límite, simplemente estamos enseñando a los demás que nuestras palabras no valen nada y que no hay consecuencias reales a su comportamiento. Por ejemplo, si no te gusta la manera como te habla alguien, le puedes pedir que te hable diferente, pero si no lo hace, el límite sería acabar la conversación. Las consecuencias nos permiten controlar nuestros límites en vez de cederle el poder a otra persona. Si la persona continúa transgrediendo tu límite e ignorando las consecuencias, puede que tengas que aumentar las consecuencias y, por triste que sea, alejarte de la relación si nada cambia.

Dicho esto, también es importante tener en cuenta a la otra persona. A veces soy testigo de una sobrecorrección cuando la gente empieza a aprender a expresar sus sentimientos y necesidades. Como puede darnos tanto miedo, la gente puede llegar a ser excesivamente rígida o culpar a la otra persona. A la vez que expresas tus necesidades, también tienes que encontrar la manera de negociar y respetar las necesidades de tu pareja. Al fin y al cabo, las necesidades de dos personas nunca serán totalmente las mismas, con lo que ser capaz de reconocer y empatizar con las necesidades de la otra persona y luego explicar con calma y compasión por qué necesitas que algo sea diferente es una habilidad vital de suma importancia.

Cuando empecé a marcar bien mis límites, me parecía algo tan aterrador que pasé a ser un poco egoísta y agresiva en la manera como lo comunicaba. Era como un péndulo que había oscilado demasiado lejos. Teniendo en cuenta que provengo de una familia amalgamada, me solía costar mucho decir que no quería ir a los eventos que no me apetecían por miedo a que mis familiares pensaran mal de mí o a decepcionarlos. Atravesé tres fases distintas para llegar a lo que me parece que es un lugar de comunicación sana:

1. **Ausencia de comunicación.** Decir «sí» a pesar de querer decir «no», forzarme a ir a un evento, pero sentirme miserable y resentida con la persona que me había hecho ir.
2. **Comunicación insana.** Enojarme porque me hubieran dicho que tenía que ir al evento, gritarles que eran unos manipuladores y unos egoístas, quedarme en casa indignada y luego sentirme culpable por haber sido tan irracional.
3. **Comunicación sana.** Explicar con calma que no quería ir al evento, reconocer que esto podía decepcionarlos (y soportar su descontento) y ofrecerles un acuerdo con el que se satisfacía mi necesidad de no ir a la vez que se sentían atendidos.

Con el tiempo, tras muchos intentos fallidos y límites que eran demasiado contundentes, fui capaz de llegar a una situación en la que podía comunicar mis necesidades y a la vez tener en cuenta a la otra persona.

Todo esto suena bastante sencillo, pero sabemos muy bien que los límites son más difíciles de negociar de lo que parece. ¿Por qué? Porque los límites pueden molestar a los demás, hacer que no les agrademos o que se enojen con nosotros, y esto es algo que nos cuesta aceptar a muchos de nosotros. Este es un reto para cualquier persona complaciente: tolerar el hecho de no gustar. Y la gente no siempre reaccionará bien ante tus límites, especialmente quienes se hayan beneficiado de tu falta de límites (y tu familia, que te moldeó para que fueras así).

Recuerda que no tienes que gustarle a todo el mundo todo el tiempo. No pasa nada si la gente está descontenta o enojada, lo resistirás (incluso si tus instintos de supervivencia te dicen lo contrario). Su reacción no es responsabilidad tuya. Suele ser menos doloroso vivir honestamente y aprender a aceptar que puede que esto no siempre guste a los demás.

¿Y SI TÚ ERES LA PERSONA MÁS CONTROLADORA?

Las relaciones codependientes tienen dos vertientes: la de la persona que es exigente y controladora, y la de la parte que se abandona y carece de límites. Soy consciente de que estoy hablando más de la parte que tiene problemas con el autoabandono y con las actitudes complacientes porque es a lo que yo misma tiendo, y porque también es lo que veo más a menudo en mi consultorio. Sin embargo, todos tenemos la capacidad de ser más como Trish: controladores y exigentes, esperando que nuestras parejas nos salven como si fueran nuestro padre o nuestra madre.

Sin embargo, puede que haya lectores que, como Trish, quieran que sus parejas encajen con ellos y que satisfagan sus necesidades. Si te identificas con Trish, es importante reconocerlo y no avergonzarte de ello, porque será la única manera de trabajarlo. Esto, seguramente, también proviene de alguna herida de la infancia. Quizá, para ti, que tu pareja no esté de acuerdo contigo te parece un rechazo y un abandono, como le pasó a la madre de Kelley. Tal vez estés repitiendo la manera como fueron tus progenitores contigo. O tal vez el hecho de exigir que se satisfagan tus necesidades te hace sentir que tienes el control. Para ti es igual de importante llegar al origen de este patrón, y luego intentar aprender en tus relaciones adultas que si una pareja no está de acuerdo contigo o quiere algo diferente de lo que tú quieres, esto no significa que no te quiera.

¿Qué pasa si alguien cambia en una relación?

Puede que a la gente no siempre le guste que cambies.

«Me pasó algo raro —me dice Kelley—. Trish me dijo que deje de venir a terapia».

En medio de una resaca, Trish adoptó su postura habitual en la cama, llorando en los brazos de Kelley. Kelley notó que sus dedos empezaban a retorcerse y recordó lo que habíamos hablado, que ella no era responsable de los sentimientos de los demás.

—Me sabe mal que te sientas así, querida —le dice—, pero acordé con Dana para ir a una exposición.

Trish entró en pánico.

—No me puedes dejar sola, me siento muy deprimida sin ti. ¿Te puedes quedar? Te necesito.

Los dedos de Kelley se retuercen y los nudillos se le ponen blancos.

—Siento que lo estés pasando mal, pero yo no puedo resolverlo. No puedo ser tu cuidadora —le dice con voz temblorosa.

—¿Te dijo tu terapeuta que me dijeras esto? —lanza Trish, soltándole la mano.

—Bueno, sí, en cierto modo. La terapia me hizo ver lo codependientes que somos y que no tengo la responsabilidad de hacerte sentir mejor.

—No creo que te esté ayudando la terapia, querida —le responde Trish, apartando la mirada—. Lo único que hace es ponerte en mi contra.

Kelley aguanta la respiración. Está atascada entre su vieja manera de ser, la que conoce, y el nuevo yo que está forjando y que puede decir que no y anteponerse a los demás. Exhala y le dice a Trish con toda la firmeza que puede que necesita un poco de tiempo para ella y que volverá más tarde.

Cuando una persona dentro de la pareja cambia, esto puede alterar el *statu quo*. Es común que la pareja se sienta amenazada por la terapia porque ahí es donde se está generando el cambio. Pero esto no es motivo para detener el cambio. Si a tu pareja le gusta la antigua versión de ti, la que está herida, pregúntate si esta relación es un lugar sano en el que desarrollarte y sanar. A menudo, cuando empezamos a sanar, las relaciones nos quedan pequeñas, pero esto no significa que todas tengan que acabar. Para que esta relación funcione, parece que Trish tiene que hacer también un trabajo interno. Si lo hace, quizá las dos podrán adoptar una manera de ser más interdependiente.

Interdependencia: el santo grial

Con el tiempo, el objetivo es pasar de una relación de codependencia a una de interdependencia. La relación de interdependencia es más equilibrada y equitativa, y se sienten como dos personas independientes que eligen construir una relación en conjunto, en vez de dos medias personas que no pueden existir sin la otra mitad.

No hay nada malo en depender de alguien (yo lo considero algo muy sano), pero la interdependencia consiste en depender de la otra persona a la vez que mantienes tu identidad. Hay libertad dentro de tu relación íntima y comprometida. Se sienten a salvo confiando en la otra persona y se brindan apoyo mutuo cuando lo necesitan, y también se sienten a salvo preservando su identidad y manteniendo una distancia sana. Hay que llegar a acuerdos cuando las necesidades de ambas personas entran en conflicto, pero es algo más equilibrado, como un columpio que va de un lado al otro.

Es difícil, y la culpa va en aumento, pero Kelley sigue practicando decir que no, cuidando sus propias necesidades y sintiéndose más completa fuera de la relación.

A medida que Kelley empieza a cambiar, pasa algo milagroso. Trish empieza a mejorar.

Kelley lo nota por primera vez en una salida nocturna. Normalmente, vigila de cerca la cantidad de alcohol que bebe Trish, y le dice cuándo ya bebió suficiente y le suplica que se detenga. Esta vez, Kelley se prometió que no intervendría. A la tercera copa de Trish, cuando normalmente Kelley le habría dicho que se detuviera, no le dice nada. Le cuesta; literalmente se muerde el labio para evitar decirle nada; intenta respirar mientras le inunda la irritación de ver como Trish se pide una cuarta copa.

Luego, cuando alguien pide otra ronda, Trish bosteza. «En realidad no quiero emborracharme mucho. ¿Nos vamos a casa, querida?». Kelley se queda petrificada. Esto no había pasado nunca. Por primera vez, se da cuenta de que cuanto más trata a Trish como una niña, más niña se vuelve. Cuando Kelley deja de intentar ayudarla con todas sus fuerzas y de hacerse cargo, Trish es capaz de moderar su propio consumo y hacerse responsable de sí misma.

Cuando una persona cambia en una relación, a menudo influencia a la otra. Aunque puede que no siempre sea un cambio para mejor (las parejas resistentes al cambio puede que hagan todo lo posible para sabotear el progreso de la otra parte), a veces puede sacudir la dinámica de forma positiva. Como Kelley ya no hace el papel de madre, Trish sale del papel de niña. Esta relación de adulta a adulta se acerca más al reino de la interdependencia, en el que cada persona satisface sus propias necesidades mientras se brindan apoyo mutuamente.

Unas semanas más tarde, Kelley se sienta con las manos apoyadas tranquilamente en el regazo, sin juguetear con los dedos. Me fijo en que parece mucho menos ansiosa. Hay algo que parece más liviano.

—Tuvimos una conversación importante —me cuenta con una voz aliviada— y Trish irá a terapia.

Después de un revés en el que Trish se desmoronó y le suplicó a Kelley que cancelara sus planes para cuidarla, algo en Kelley hizo clic.

—No sé si te das cuenta de lo difícil que es esto para mí —dijo Kelley, llorando—. No puedo cuidarte. Me está consumiendo y me provoca ansiedad. Eres como una criatura de la que soy responsable. Es como si no pudiera tener mi propia vida sin sentir que te estoy decepcionando. Te quiero, pero no puedo salvarte, y me voy a perder yo si lo sigo intentando.

—¿Esto se lo dijiste a Trish o a tu madre? —le pregunto.

Me sonríe.

—¿A las dos?

Aunque fue una conversación difícil, la vulnerabilidad de Kelley volvió a cambiar la dinámica de la pareja una vez más. En vez de ser Kelley la resolutiva y Trish la necesitada, esta vez fue Kelley la que expresó su sufrimiento. Esto le permitió a Trish ser la que cuidara de Kelley por primera vez.

—No me había dado cuenta de cómo te estaba afectando todo esto a ti —dijo, abrazando a Kelley—. Lo siento, no es justo que tengas que cargar con todo esto.

Esa misma noche, Trish se sentó al lado de Kelley.

—Le envié un correo a esta terapeuta. No quiero que tengas que cargar más con mis historias. Ver cómo estás cambiando me da ganas de hacer lo mismo.

Tardan un tiempo en volver a encontrar el equilibrio de su relación y recaen en sus antiguos patrones una y otra vez. La diferencia es que, a continuación, las dos están dispuestas a reflexionar, aprender e intentar hacer las cosas de otra manera. Y a medida que Trish se hace fuerte y más capaz, Kelley se da cuenta de que se está abriendo de una forma más vulnerable. Se permite ser la que acepta que la cuiden y empieza a hablarle a Trish de algunos problemas que ha tenido con su madre. Se sorprende con la predisposición y la capacidad de Trish de brindarle apoyo. En cuanto su relación se reequilibra, se adentran en una relación de interdependencia en la que cada una se cuida a sí misma a la vez que cuida a la otra.

Señales de interdependencia

- Tener límites sanos.
- Sentir que eres independiente de la otra parte.
- Estar presente para la otra persona cuando lo necesita, y viceversa.
- Responsabilizarte de lo tuyo y no culpar a la otra persona.
- Ser vulnerable y abierto con la otra parte.
- Tener una comunicación clara, ser capaz de expresar las diferencias.

Soy consciente de que no todas las relaciones de codependencia acaban como la de Kelley y Trish; habrá muchas ocasiones en las que irse será la mejor opción. Sin embargo, a menudo nos dicen que deberíamos acabar con una relación en cuanto empiezan a aparecer estas grietas, cuando, en realidad, cambiar es posible, siempre y cuando ambas partes se comprometan a hacer un trabajo interno.

DISCUSIONES Y COMUNICACIÓN

¿Cómo puedo dejar de repetir la misma discusión con mi pareja?

Giorgia y Dexter llevan veinte años repitiendo la misma discusión. Discuten por la limpieza, aunque no tiene nada que ver con la limpieza. Normalmente es Dexter quien empieza.

Dexter llega a casa después de un largo día en el trabajo. Giorgia dejó la cocina hecha un caos. A él se le calienta la cabeza. Resoplando y refunfuñando, lo recoge todo, y gruñe para sus adentros que ella no tiene ningún respeto y que esto pasa siempre. En cuanto todo está limpio, canaliza su enojo amasando una hogaza de pan de forma pasivo-agresiva, para demostrar su colaboración y hacerla sentir culpable por su negligencia en comparación.

Cuando se conocieron en la universidad, Giorgia era una alumna internacional que pasó un semestre estudiando en la universidad de Dexter. Su desorden era parte de su encanto. Llegaba a clase con calcetines impares, se le caían los papeles de la bolsa y llevaba su larga y gruesa melena en un moño despeinado. Dexter la contemplaba y se preguntaba cómo podía hacer que se enamorara de él. Él es todo lo contrario, solo se siente cómodo si lleva camisas blancas y bien planchadas, y zapatos relucientes. Se reían de lo diferentes que eran; «como el agua y el aceite», decía ella riéndose. Después de dos hijos, cuatro mudanzas e infinitas discusiones, el desorden de Giorgia ya no es tan atractivo.

Ella llega a casa en un estado caótico, hablando a mil por hora sobre los dramas del trabajo. Tira sus bolsas en el suelo del recibidor, de cualquier manera. Se quita los zapatos y calcetines y los deja tirados por el suelo. Se hace un té, y deja la cuchara, la leche y la bolsita de té en la encimera de la cocina, y se desploma en el sillón. Y todo esto sin mencionar que Dexter limpió toda la cocina o el buen olor del pan en el horno.

Dexter está a punto de explotar. Le dice que es una desconsiderada, que es una floja y una princesa que espera que el resto del mundo lo limpie todo a su paso. Se le calienta aún más la cabeza. Que no piensa en nadie que no sea ella. Egoísta, esto es lo que es Giorgia.

Giorgia está agotada. Tuvo a su jefa pegada todo el día y por su culpa volvió a llegar tarde a casa. Se pasó el día mirando el reloj, a ver cuándo podía irse al fin, quitarse los zapatos y relajarse en el sillón con una taza de té. Dexter sigue gritando. Ella deja la taza con un golpe y abandona toda esperanza de tener una tarde tranquila, y le responde gritando. ¿Acaso no puede dejar de molestarla un rato? ¿Por qué tiene que ser tan obsesivo y controlador? ¿No ve que ella está estresada y no necesita que le echen más mierda encima? Es él el egoísta.

Dexter está que echa chispas. Saca el tema de aquella vez que Giorgia llegó una hora tarde al cine para ver aquella película para la que había comprado entradas y en la que tuvo que ver la primera mitad solo. Ella le recrimina aquella vez que él la criticó por cortar mal el pan. No tardan en olvidar por qué se pusieron a discutir.

El pan.

—¡Oh, no! —exclama Dexter, y se le ponen los ojos como platos cuando se da cuenta de lo que está pasando.

—¿Se está quemando? —pregunta Giorgia.

Una bocanada de humo sale del horno cuando Dexter saca la negra bola de carbón que tanto tiempo tardó en amasar cuidadosamente. Está furioso. Grita que todo eso es culpa de Giorgia, que vivir con ella es como vivir con una niña. Está claro que a ella no le importa él. Ella le dice que es un obsesivo del control y un narcisista.

—Eres igualito a tu madre —le suelta ella.

Él tira el pan en la basura y se va arriba, echando humo por las orejas. Con el té frío, Giorgia se queda en el sillón, preguntándose cómo acabaron teniendo la misma discusión otra vez.

El contenido de la discusión a menudo no es el motivo real por el que se discute. Es simplemente la punta del iceberg. Lo que hay debajo suele ser algo que ha amenazado tus relaciones de apego. Entonces ¿por qué discutían Dexter y Giorgia?

Dexter percibe el desorden de Giorgia como un rechazo hacia él. Ella no limpia porque da por sentado que limpiará él. Cuando llegó a casa sin reconocer sus esfuerzos y volvió a ensuciar y a desordenar, Dexter sintió que la falta de respeto aumentaba. Puede que esto desencadenara algo de su pasado. Su madre podía ser muy crítica, siempre le encontraba tres pies al gato y lo hacía sentir que hacía las cosas mal. Él solía intentar impresionarla acabando todos sus deberes, ordenando la habitación y siendo bueno. Pero su madre ni lo notaba. Llegaba a casa e ignoraba los esfuerzos que había hecho él y lo regañaba por ir con esas fachas o por no haber ordenado la mochila. Lo que él no sabe es que, cuando Giorgia no reconoce que la cocina está limpia, estos sentimientos de que lo ignoren y lo critiquen vuelven a toda velocidad. Su reacción sale del niño que lleva dentro, que nunca sintió que era suficiente. Desde luego, algunos habrán notado (igual que Giorgia) que Dexter se volvió controlador y crítico, como su madre. Mi suposición es que a la madre de Dexter la hicieron sentir rechazada y controlada, y el ciclo se va repitiendo.

Internalizamos a nuestros padres y, a pesar de querer desesperadamente no ser para nada como ellos, a menudo acabamos repitiendo aquellas mismas cosas que deseábamos que no hicieran. Está claro que algunos intentamos rebelarnos y rechazarlos hasta llegar a una manera de ser opuesta, pero a menudo no podemos evitar mostrar rasgos de nuestros padres.

Uno de los motivos que lo explican es que no aprendimos ninguna otra forma de comunicación. La madre de Dexter nunca le enseñó a compartir sus sentimientos, así que él aprendió a expresar que se siente herido siendo crítico con los demás. Con lo que ahora, cuando Dexter se siente rechazado por Giorgia, no tiene ni idea de cómo comunicarse. Lo único que sabe es criticar y controlar.

Ejercicio

Reflexiona acerca de los tipos de discusiones que sueles tener con la gente, si es que discutes. ¿Comunicas honestamente cómo te sientes? ¿Discutes por algo que aparentemente no tiene nada que ver, como Dexter y Giorgia? ¿Eres reacio a los conflictos, o pasivo-agresivo, comunicando tu ira de forma indirecta?

Ahora piensa en cómo encaja esto en la manera de discutir de tu familia: ¿Cuál fue el ejemplo que tuviste en tu infancia?

¿Recuerdas alguna discusión en concreto que presenciaras o de la que fueras consciente de pequeño? Si no recuerdas ninguna discusión, esto también es un dato interesante.

¿Qué tipo de estilo de comunicación tiene tu familia? ¿De qué discutían tus padres o hermanos, si es que discutían? ¿Y con qué frecuencia discutían? ¿Discutían mucho, no se hablaba de nada, o te enseñaron a hablar abiertamente de lo que te molestaba? ¿Cómo se puede relacionar esto con la manera como sueles discutir ahora?

¿Cómo podemos comunicarnos de otra forma?

Aquí, el antídoto es la vulnerabilidad. En vez de contraatacar, intenta conectar con los sentimientos que se desencadenaron y exprésaselos a tu pareja. Si encuentras la manera de comunicar que algo te dolió, puedes empezar a tener una conversación más reparadora.

El primer paso es la consciencia. Dexter tiene que reconocer que está herido antes de poder cambiar su enfoque. Cuando empiezas a sentirte molesto con alguien, el acto de culparle, querer gritarle o hacerle comentarios pasivo-agresivos, o herirle de alguna forma, es una señal de que se desencadenó algo en tu interior. Antes de reaccionar, tómate un momento para conectar con lo que te duele. Reflexionando acerca de lo que se esconde detrás de la superficie, Dexter llega a la conclusión de que su ira puede que sea por algo más que no solo el desorden.

Reproduzcamos la situación de nuevo para ver cómo podrían responder de otra manera.

La próxima vez que Giorgia deja la casa echa un desastre y Dexter lo recoge y lo limpia todo con resentimiento, nota que se le calienta la cabeza. Lleva toda la tarde reclamándole en su mente, esperando a que llegue a casa para poderle gritar. Luego se detiene. Nota toda la frustración que tiene acumulada en el cuerpo, se toma un momento para regular su sistema nervioso. Se acuesta en la cama y hace diez respiraciones profundas. Ahora se siente un poco mejor; la ira se calma.

Este momento de consciencia es clave: evita que Dexter sea tan reactivo. «Despierta la curiosidad», recuerda oír. Se toma un momento. «¿Qué estoy sintiendo? —se pregunta—. Me siento rechazado —responde una voz—, como si no te importara, como si ignoraras todo el trabajo que hago, igual que hacía mi madre». Piensa en el niño que lleva dentro, triste y falto de amor. La ira vuelve a acecharlo; pero, cansado de la misma discusión, sabe que no quiere explotar con Giorgia.

Al entender y lidiar con el dolor que se le disparó, Dexter es capaz de poner un poco de distancia entre él y su ira reactiva. Espera que Giorgia llegue a casa, se quite los zapatos y disfrute de su té. Sigue estando airado, pero va respirando. Luego, cuando acaba de escuchar lo estresante que fue el día de Giorgia, intenta enfocarlo de otra forma.

Empieza con un «me siento».

—Me siento herido cuando me dejas todo el desorden para mí. El desorden me hace sentir estresado y sé que lo sabes, así que cuando dejas las cosas desordenadas tengo la sensación de que no te importo y no piensas en mí. Luego, cuando no te das cuenta de que lo limpio todo después de que lo ensucies, me siento rechazado de nuevo. Sé que parece una tontería —dice—, pero me duele mucho. Desencadena cosas que tenía con mi madre que me hacen sentir como un niño pequeño otra vez, un niño que no le importa a nadie. Me hace enojar mucho, pero no quiero ser controlador como ella.

Giorgia, que nota lo difícil que le resulta a Dexter decir esto, lo abraza.

—Lo siento, querida —dice—, no me había dado cuenta. Sé que soy caótica, y sé que no es divertido, pero no me gusta que me digan lo que tengo que hacer, con lo que a veces me rebelo contra ti porque tengo la sensación de que eres como un padre o algo parecido. Pero pensaba que simplemente me molestabas sin motivo. No me había dado cuenta de que era porque te estaba haciendo sentir que no me importabas. —Le besa la frente—. Claro que me importas. Intentaré esforzarme más para demostrártelo.

Dexter saca la hogaza del horno y disfrutan de unas rebanadas de pan con mantequilla, juntos en el sillón.

Como Dexter empezó expresando sus sentimientos en vez de criticar el carácter de Giorgia, ella no tiene la necesidad de ponerse a la defensiva. Puede empatizar con él y reflexionar acerca de su propio comportamiento porque no se siente atacada. Al aceptar y expresar su vulnerabilidad, Dexter hizo algo increíblemente valiente e introdujo una nueva manera de comunicarse, donde él comparte su dolor en vez de intentar contraatacar y devolverle el daño. Al limitarse a sus propios sentimientos en vez de atacarse mutuamente, pueden bajar la guardia y encontrarse en un entorno afectuoso.

La ruptura y la reparación es clave para sanar

El proceso de ruptura y reparación es algo de lo que hablamos mucho en terapia. Las rupturas suceden en todas las relaciones, pero la forma como las reparamos es lo que afecta a la relación y a nuestro propio bienestar emocional. Las rupturas pueden parecerse a las que tuviste en tu infancia, o al tipo de discusiones y tensiones de las que dieron ejemplo tus padres. Sanar consiste en reparar estas rupturas de una manera diferente de cómo se gestionaron en tu infancia, para poder aprender nuevas maneras sanas de lidiar con los conflictos. Reparando estas rupturas podemos salir más fuertes, más conectados y mejor comprendidos.

N. B. Puede que esto no se pueda aplicar a las relaciones abusivas. Tienes que asegurarte de que solo expresas tu dolor y vulnerabilidad con una persona con la que te sientas a salvo, que lo arreglará con el cuidado y la ternura que se merece (está claro que nadie es perfecto y que a veces no respondemos a las personas a las que queremos desde una posición de cuidado y ternura, pero debería ser alguien que pienses que generalmente respondería con cariño). Si estás leyendo esto y te preocupa que quizá estés en una relación abusiva, te animo a hablar con una persona en la que puedas confiar, una amistad, familiar o profesional. Hay servicios y teléfonos de asistencia al final del libro si necesitas apoyo (véase pág. 343).

Cómo mantener conversaciones difíciles

Te dejo aquí algunas de mis reglas de oro para la comunicación. Puede que tardes un tiempo en dominarlas, pero no es nada que no se pueda resolver a fuerza de prueba y error.

- **Cíñete a las frases que empiezan con un «me siento».** Cuando empiezas echándole la culpa a otra persona, se puede sentir atacada de inmediato y ponerse a la defensiva. Responsabilízate de tus propios sentimientos, en vez de hacer una lista de todo lo que la otra persona hizo mal. Aparta la tensión y simplemente comunícale cómo te hacen sentir sus acciones. Por ejemplo, «me siento herido cuando me...» es mucho menos agresivo que «hiciste esto y me heriste...».

- **Piensa en lo que puede que estés proyectando en la otra persona.** ¿Realmente la otra persona está siendo crítica, o estás proyectando tus propias críticas en ella? ¿Giorgia realmente estaba haciendo algo malo al ser desordenada o es que Dexter estaba proyectando sus inseguridades en ella? Antes de lanzarte a culpar a otra persona, intenta reflexionar acerca del peso de lo tuyo y acerca de aquello por lo que te puedas responsabilizar.
- **Reconoce sus sentimientos.** Los estudios demuestran que el conflicto en parejas se reduce si pueden entender los sentimientos y perspectivas mutuas. Incluso aunque no estés de acuerdo, reconocer cómo se siente la otra persona y comunicarle que te importa su perspectiva puede darte una gran ventaja.
- **Intenta tolerar la incomodidad del miedo a no gustar o a hacer enojar a alguien.** Si tienes aversión al conflicto, las conversaciones difíciles te pueden resultar aterradoras. Para decir lo que realmente piensas y comunicarte abiertamente, tienes que aprender a no preocuparte demasiado por los sentimientos de la otra persona. Si eres una persona complaciente, puede costarte ser asertiva, y por eso necesitas practicar. Acuérdate de que no te toca a ti mantener a la otra persona feliz y de que evitar temas que pueden molestar es una forma de autoabandono. Al

evitar el conflicto, estás priorizando sus necesidades (o por lo menos las necesidades que crees que tiene esa persona) por encima de las tuyas.

- **Intenta comunicar cuando te hayas regulado.** Desde mi punto de vista, la norma de que nunca deberías acostarte en medio de una discusión es un mito. Mantener conversaciones cuando uno de los dos, o los dos, está desregulado no suele ser de ayuda. Las cosas suelen agravarse y ninguno de los dos escucha realmente al otro porque están demasiado ocupados reaccionando. A veces, la persona más evitativa puede que necesite retirarse para regular sus emociones, y no pasa nada. Que no te dé miedo hacer pausas. Deténganse, vayan cada uno a una habitación distinta, respiren. Luego, cuando vuelvan a sentirse tranquilos, aborden la conversación desde una posición más regulada y menos defensiva. Está claro que somos humanos y no siempre será posible que ambas personas puedan regularse antes de hablar. A veces puede que uno tenga que disculparse, sobre todo si dijo algo especialmente hiriente; a veces uno tendrá que «ser el primero» para ayudar a la otra persona a regular. Lo que también es importante es que, después de las disculpas, cuando se hayan calmado un poco, haya comunicación real y una comprensión mutua de lo que pasó.
- **Ten curiosidad y escucha.** Cuando sale un tema de discusión, a veces podemos centrarnos en sacar todo lo que queremos decir en vez de escuchar a la otra persona. Es muy importante que ambas personas se tomen el tiempo necesario para escucharse y empatizar lo mejor que puedan en vez de ponerse a la defensiva o al ataque. Incluso cuando la conversación es dura, puede ser de apoyo mu-

tuo que respetes el punto de vista de la otra persona y esperes que ella respete el tuyo.

«Es más fácil ser diferente con gente nueva». Esto me lo dice a menudo mi terapeuta. A lo que se refiere (creo) es que es muy difícil empezar a actuar de forma diferente con personas que están acostumbradas a que actuemos de una manera determinada. Es mucho más fácil poner límites y comunicarse con personas que acabas de conocer porque no nos conocen como los pobres comunicadores sin límites que éramos antes.

La sociedad valora las relaciones antiguas. Fantaseamos con los amores de instituto y tenemos la sensación de que tenemos que mantener una relación estrecha con las personas con las que fuimos a la escuela. Incluso si nos convertimos en personas radicalmente diferentes que ya no se llevan bien, nos aferramos a las viejas amistades porque se valoran como superiores. En realidad, puede ser más fácil implementar cambios en relaciones nuevas porque conocen cómo eres ahora, con los cambios ya en marcha.

Está claro que no es igual para todos. La sanación profunda también puede desarrollarse dentro de relaciones antiguas, especialmente si eres capaz de cambiar en conjunto, como en terapia de familia, donde todos los miembros sanan juntos. Puede resultar de utilidad practicar ser diferente primero con alguien nuevo en tu vida y luego trabajar para implementar esta nueva manera de ser con personas que ya estaban en tu vida.

CUARTA SECCIÓN

Fuera de la relación

INFIDELIDAD

¿Por qué la gente es infiel?

Maeve viene a verme sin pasión ni deseo. Se ve bastante nerviosa, igual que la mayoría de las personas en la primera sesión, aferrándose a la bolsa sobre su regazo y sin quitarse el abrigo gris.

—¿Lo vas a grabar? —me pregunta, desconfiada.

Me tomo la pregunta como una señal de que no confía mucho en mí (¿y por qué debería confiar en mí? En esos momentos soy una desconocida). Le aseguro que esto es totalmente confidencial y que nada quedará grabado.

Suelta la bolsa. Empezamos.

Maeve, que es abogada, acaba de volver al trabajo después de tener a su segundo hijo, y le está costando recuperar su sentido de identidad. Todo le parece aburrido y sin propósito. En el trabajo se siente incapaz porque está distraída pensando en los niños, y en casa siente que es un fracaso por no haber progresado suficiente en su trayectoria profesional. Tiene que lidiar con muchas cosas ella sola; le pregunto qué apoyo le brinda su pareja.

—No quiero venir a terapia para hablar de Finn —dice.

Tomo nota de su respuesta a la defensiva y la dejo continuar.

Unos minutos más tarde, me cuenta que había tenido una crisis porque Finn les había dado azúcar a los niños justo antes de acostarse y que se estaban persiguiendo alrededor de la mesa de la cocina mientras ella intentaba trabajar en... —Cierra los labios a media frase—. No quiero hablar de él —insiste.

—Fuiste tú quien lo mencionó —le digo en broma.

Pero ella no se ríe, ni siquiera suelta una sonrisa. Hay algo tenso en su interior que hace que me cueste conectar con ella. Al no hablar de Finn, parece que hay algo que está omitiendo, algo que no quiere afrontar o a lo que no quiere poner palabras. Intento ser paciente y dejo que la historia salga a su ritmo.

En la siguiente sesión, deja la bolsa en el suelo y se desabrocha el abrigo, pero se lo deja puesto. Menciona a Finn de paso, sin arriesgarse, en una pequeña queja sobre el hecho de que trabaja hasta tarde y siempre tiene que cuidar de los niños ella sola. De nuevo, lo anoto mentalmente, pero decido no ahuyentarla haciéndole muchas preguntas demasiado temprano. Hace una broma acerca de cómo es tener tres hijos en vez de dos. A medida que comparte más cosas, el resentimiento empieza a escurrírsele por los labios que intenta mantener sellados. En la cuarta sesión, las quejas aparecen como plaga. Finn trabaja demasiado. Cuando está en casa, se siente demasiado cansado para estar con ella o ayudarla mucho. Ella sola tiene que arreglar y limpiar la casa, encargarse de la comida de los niños y acostarlos, y todo esto mientras intenta mantener a flote su carrera profesional. Mientras tanto, Finn se acuesta en el sillón, ve el futbol o se va al bar a tomar algo con sus colegas.

En nuestra sexta sesión, Maeve vuelve, de nuevo, con el abrigo abrochado hasta arriba y aferrándose a la bolsa. Me dice que es un alivio hablar de Finn; tenía demasiado miedo de que hablar del tema empeorara las cosas, pero que le sentó bien quitarse este peso de encima. Sus palabras no acaban de encajar con su lenguaje corporal: la bolsa bloquea literalmente el pecho de donde dice que se ha quitado un peso. Es como si necesitara la chamarra y la bolsa para volver a esconder algo. ¿Qué más se está guardando para ella?

—Lo que pasa con Finn —continúa— es que su madre lo malcrió. Se lo daba todo a pedir de boca, en bandeja de plata, y ahora espera que yo haga lo mismo.

—¿Se lo has comentado alguna vez? —le pregunto.

—No —responde.

—¿Y qué haces al respecto?

Maeve inclina la cabeza y lanza miradas de aquí para allá como si estuviera decidiendo qué hacer. Es una mirada de pánico y vergüenza, una mirada que me dice que tengo que ir despacio y con cuidado. Por ello, no la presiono y espero que hable.

Suspira profundamente, decidida a contármelo.

Joe es un compañero de trabajo con el que ha estado coqueteando. Al principio era algo inofensivo, unas cuantas bromas en la máquina de café, miradas encontradas en las reuniones de equipo, mensajes tontos. Luego, una noche después de ir a tomar algo con la gente de la oficina, se dieron cuenta de que todo el mundo se había ido y se habían quedado solos. Los dedos de él acariciaron los de ella y le dijo, con atrevimiento, que era preciosa. Hacía muchos años que Maeve no se sentía tan viva.

Cuando me cuenta su aventura, se siente llena de culpa y remordimientos, aunque noto emoción en su voz. La carga es palpable; la noto entre nosotras mientras me cuenta cómo se dan besos a escondidas en la cocina de la oficina y se quedan hasta el final de los encuentros sociales para poder volver a estar solos. Ella sabe que está mal; una parte de ella se siente fatal, pero hay otra parte que necesita esta aventura para sentirse viva. Me doy cuenta de que estoy absorta, revelando casi la emoción que me provoca toda la historia. De repente Maeve pasó de ser una paciente con la que casi no podía conectar a ser alguien emocionante e intrigante. Me pregunto si así es como se siente Maeve.

—Lo estás disfrutando —le digo, mientras Maeve baja la mirada tímidamente—. Eres una persona distinta cuando hablas de tu amante, es como si cobraras vida.

Maeve asiente.

—Lo sé, es terrible. Me vuelvo a sentir como una adolescente, como una persona misteriosa e interesante. Luego pienso en Finn y en las niñas, y me siento como la peor madre del mundo. Si lo supieran... Dios mío, no sé lo que haría. Pero cada vez que intento detenerlo, no puedo. Él es como una droga, como si fuera la única cosa capaz de hacerme sentir algo.

A ver, puede que algunos juzguen a Maeve, que estén de acuerdo con que es una madre terrible, que debería darle vergüenza, pero este no es mi trabajo. Estando allí, sentada con ella, intento entender por qué. ¿Por qué Maeve necesita ser infiel? ¿Qué función cumple para ella? ¿Esta aventura hace que se sienta deseada, que se genere una sensación de misterio y excitación? ¿Está furiosa con Finn y canaliza su ira a través de la aventura? ¿O se está saboteando, arruinando su vida familiar porque una parte de ella cree que no se lo merece, o porque está acostumbrada a una familia más caótica o descompuesta? Desconozco el motivo y seguramente hay muchos, pero esto es algo que tendremos que desvelar juntas.

Motivos de la infidelidad

Hay diferentes tipos de infidelidad y diferentes motivos por los que ser infiel. Muchas personas no tienen ni idea del motivo por el que son infieles: si se lo preguntas, te dirán que no lo saben. Esto no significa que no haya motivo, sino que, simplemente, el motivo es inconsciente. Soy consciente de que no todas las aventuras son como la de Maeve, una excepción y cargada de culpabilidad. Hay gente que es infiel de forma crónica; mujeriegos a los que les encanta engañar a la gente; personas que son infieles por el placer de contárselo a sus amistades y reírse del tema; personas que se enamoran de otra persona y mantienen la aventura a escondidas durante años; personas que se sabotean arruinando algo bueno; personas que necesitan un secreto; personas que son infieles por venganza o ira, o que quieren a su pareja, pero ya no quieren mantener relaciones sexuales con ella.

Aunque me estoy centrando en relaciones monógamas, se puede ser infiel en una relación no monógama. Cuando alguien cruza un límite que estaba definido en una relación, esto puede ser una transgresión.

Mucha gente cree que la infidelidad es un acto de crueldad pura, pero en realidad puede originarse a un nivel mucho más profundo. A menudo hay gente que no es infiel solo por el sexo, sino para escapar. Las relaciones están plagadas de conflictos y dejan al descubierto nuestras heridas e inseguridades más profundas. Ser infiel permite escapar hacia una fantasía en la que no existe el conflicto, en la que la otra persona es perfecta. Huyes de la persona que la intimidad te enseñó que eres. Acuérdate de Jay, que buscaba desesperadamente una relación y acababa poniendo los cuernos a las mujeres de las que se enamoraba. Este es el tipo de infidelidad que protege a la gente de la intimidad. Echando a perder la relación e hiriendo a la gente en el proceso, la persona infiel nunca se arriesga a tener demasiada proximidad con nadie.

A menudo responde a que la persona se siente demasiado cerca y necesita distancia (como Maeve), o bien a que no se siente lo suficientemente cerca y necesita encontrar una conexión en otra parte, o tiene miedo de la cercanía en general (como Jay). La mayoría de las personas infieles no lo hacen porque sean malvadas, sino porque están sufriendo o ansían algo distinto.

A ver, está claro que no estoy justificando la infidelidad; puede provocar mucho daño en muchas personas. Si había una expectativa en una relación y se transgredió, esto no está bien. Si te engañaron, tú decides si se trata de una herida de la que te puedes recuperar o no.

La persona infiel no es inocente: cruzó una raya, lo cual es hiriente, pero hay un matiz. Aunque puede que nos sintamos un poco mejor en el momento demonizando la infidelidad y categorizando a las personas infieles como entes malvados sin moral, esto solo hará que cuanto más se cubra de humillación, más difícil sea hablar del tema.

Sea cual sea el motivo, desde mi punto de vista, la infidelidad es una manera de portarse mal y comunicar lo que no se puede decir con palabras. Así que si podemos hablar de forma abierta y vulnerable el uno con el otro para expresar cómo nos sentimos, será menos probable que actuemos basándonos en estos sentimientos y seamos infieles.

En la mayoría de los ejemplos mencionados, si la persona infiel pudiera hablar de sus sentimientos complicados y vergonzosos con su pareja, quizá no necesitaría actuar en consecuencia. Cuando sentimos que no podemos hablar con nuestra pareja de cómo nos sentimos, por miedo a herirla o a que se enoje, acabamos actuando en relación con esos sentimientos (ya sean miedo, ira, sentirse no deseado, tener ganas de algo distinto, o incluso sentir atracción hacia otra persona) en vez de trabajarlos y atravesarlos.

Maeve

Yo no hago gran cosa. No se trata de darle herramientas, ni deberes, ni nada que HACER; la terapia sirve para ofrecerle un espacio en el que hablar de sus miedos sin sentir humillación. La vergüenza y el miedo son dos de los motivos por los que Maeve no fue capaz de hablar con Finn sobre lo que le falta en su relación y, por eso, al encontrar a Joe, actuó a causa de esos sentimientos. Para reducir la vergüenza, quiero hacer todo lo posible para que Maeve sienta que no pasa nada por decir lo que quiera aquí sin sentirse juzgada. Dicho esto, es importante que tampoco la exima de todas sus responsabilidades. No quiero alejarla de su propio sentido de moralidad. Sin embargo, estas situaciones no son sencillas. Al tener esta aventura, ella provocó una gran cantidad de dolor, pero a la vez, ella también está sufriendo.

No es fácil reconocer los errores que cometes y enfrentarte a la manera en que estás hiriendo a los demás, y por eso creo que es tan importante hablar de nuestras partes oscuras para evitar actuar desde ellas. A menudo, el engaño es una manifestación de sentimientos de los que no se puede hablar. Al ofrecer a Maeve un lugar en el que poder hablar de esos temas, puede que disminuya su necesidad de actuar basándose en esos sentimientos.

Uno de los principales problemas, me cuenta Maeve, es que ella y Finn dejaron de tener relaciones sexuales después de que naciera su segundo bebé. No fue porque estuvieran demasiado cansados u ocupados, sino porque ella, activamente, no quería acercarse a él. Cuando él intentaba abrazarla o besarla antes de acostarse, el cuerpo de ella se echaba para atrás con repulsión. Hizo un esfuerzo enorme para no apartarlo literalmente. Llegó un momento en el que ella dejó de percibir a Finn como un ser sexual.

Luego, cuando Joe entró en escena, sintió que él era muy simple y poco exigente. No tenía que prepararle la cena ni limpiar su desorden. Joe era un hombre, no otra criatura a la que tenía que cuidar. Algo en la virilidad y la independencia de Joe volvió a despertar una parte de Maeve que no sabía que había perdido. La parte de ella que quiere ser vista como una adulta, y no como una madre.

¿Por qué ya no quiero tener relaciones sexuales con mi pareja?

Uno de los motivos más comunes de las infidelidades es que desapareció la chispa, con lo que la gente busca sentirse deseada en otras partes. Puede que una persona infiel esté profundamente enamorada de su pareja y quiera estar con ella, pero sus necesidades sexuales no se estén satisfaciendo en la relación. En el libro de Esther Perel, *Mating in Captivity* («El apareamiento en cautividad»),[1] la psicoterapeuta llegó a la conclusión de que era muy común que las personas se sintieran menos atraídas por sus parejas a largo plazo porque tener una relación demasiado cercana puede apagar el deseo.

Su teoría es que, cuando las personas tienen una relación demasiado cercana, empiezan a sentirse como familiares. Queremos sentirnos cerca y ser capaces de depender de nuestra pareja. Le mostramos nuestras partes más complicadas y vulnerables, compartimos responsabilidades, finanzas e hijos. Nos ve cuando estamos enfermos y hechos un desastre, y en nuestros peores momentos. Y aunque esto puede forjar una relación sana, también puede pasar factura al misterio y a la pasión. Nuestros instintos biológicos nos dicen que no durmamos con nuestros familiares, así que no nos atraen.

En las relaciones hay dos necesidades que compiten entre sí: la seguridad y el deseo. Tenemos que equilibrar la necesidad de proximidad y familiaridad con la necesidad de atracción. Si hay demasiada proximidad, puede que nos sintamos menos atraídos por nuestra pareja, porque la percibimos en exceso como un miembro de la familia. Si hay demasiada distancia y no hay suficiente seguridad, puede que la química sea genial, pero la relación emocional no lo será.

Reconectar consiste en reequilibrar estas necesidades opuestas de seguridad y deseo. Si esto es algo con lo que batallas, te animo a crear un poco de espacio en la relación. Quizá pueden encontrar aficiones por separado o priorizar las amistades. El deseo se basa en percibir a tu pareja como su propia persona, un ente separado.

Un poco de distancia crea una sensación de misterio y de juego, con lo que puedes recordar lo que te atrajo de esa persona al principio y volver a conectar. Es un cliché, pero salir a cenar ocasionalmente puede ayudarte a percibir a tu pareja como un amante en vez del padre o madre de tus criaturas, como la persona con la que compartes casa o como una amistad.

El problema con las dinámicas paternofiliales

Mantener el deseo es especialmente complicado en relaciones de codependencia, o cuando una persona se siente como la cuidadora de la otra. Todos tenemos la habilidad de ponernos en modo parental o infantil: especialmente en las relaciones románticas muy cercanas, ya que son las más parecidas a nuestras relaciones familiares íntimas.

Estar en modo parental sería mostrarte muy afectuoso y cuidar mucho a la otra persona, pero también ser crítico y controlador, dependiendo del tipo de crianza a la que estuvieras expuesto. Una persona con un fuerte estado parental puede hacer que la otra persona adopte un estado infantil, y se vuelva indefensa y pasiva, y carezca de responsabilidad.

Muchas personas buscan inconscientemente una mamá o un papá en su pareja adulta, lo que, hasta cierto punto, es funcional. Puede que encuentren a una pareja que lo hace todo, las prioriza y las calma cuando lo necesitan. Pero esto es hasta que su pareja empieza a verlas como una criatura necesitada y deja de sentir atracción. Puede que tengan todas sus necesidades de seguridad y cuidado cubiertas, pero la atracción y el deseo son el precio que pagar por ello.

Seamos claros, no es atractivo tener que cuidar a alguien que no se puede cuidar solo. Está claro que en algunas ocasiones es natural meterse en el rol parental con nuestra pareja, cuando se pone enferma y tenemos que cuidarla, o cuando está pasando por una época especialmente estresante. Pero si desempeñas un rol parental la mayoría del tiempo, tener un bebé adulto de pareja empieza a ser algo muy poco sexi. El típico ejemplo es el «hombre criatura» incapaz de cocinar, limpiar o hacer cualquier cosa mientas la mujer se desvive por él. Es poco sorprendente que ella ya no quiera tener relaciones sexuales con él, porque ya no le ve como un adulto en una relación recíproca, sino que le ve como a su hijo, necesitado e incompetente. Esta dinámica no está necesariamente vinculada a un género. También hay hombres que lo dan todo para satisfacer a sus parejas y se sienten igual, teniendo que desempeñar un rol parental.

Si esto de tener un rol parental te resulta familiar, es importante que entiendas qué estás sacando de esta dinámica. Aunque puede que sientas amargura y resentimiento, supongo que hay un motivo por el que adoptas este papel:

- Quizá, en algunas ocasiones en tu infancia, te hicieron desempeñar un rol parental, con lo que te resulta familiar.
- Quizá tengas problemas con los límites y con decir que no, por lo que acabas priorizando las necesidades ajenas por encima de las tuyas.
- Quizá ser la persona que cuida a la otra te hace sentir más seguridad en la relación, porque será menos probable que tu pareja se vaya si te necesita.
- Quizá estés proyectando toda tu dependencia y vulnerabilidad en la otra persona para poder sentirte independiente y fuerte.

Análisis transaccional

El análisis transaccional, un tipo de psicoterapia fundada por Eric Bern en la década de 1950, considera que todos tenemos tres estados: infantil, parental y adulto.[2] El estado parental es cuando nos comportamos como nuestros padres, el estado infantil nos devuelve los sentimientos y comportamientos de cuando éramos pequeños, y el adulto es cuando nos comportamos con consciencia y control en el presente. El estado en el que nos encontramos depende de cómo nos criaron en nuestra infancia, los traumas que nos han condicionado a actuar de una manera determinada y cómo actúa la otra persona. Si alguien actúa en modo infantil, esto puede desencadenar que nos metamos en el modo parental.

El objetivo del análisis transaccional es ayudar a la gente a permanecer en un estado adulto, fijándose en cuándo entran en el estado parental o infantil. Normalmente es una manera de ser inconsciente, por lo que es importante que seamos conscientes de cuándo entramos en modo parental o infantil para poder volver a relacionarnos de manera adulta.

Si lo que te resulta más familiar es estar en el papel infantil, también habrá motivos (seguramente inconscientes) por los que tiendes a adoptar este estado:

- Quizá te sientes desamparado e incapaz de hacer las cosas por tu cuenta. Tal vez tus padres no nutrieron tu sentido de poder y voluntad.
- Quizá viviste un trauma en tu infancia que se te desencadena con facilidad y te hace responder desde una posición infantil.

- Quizá no tuviste cubiertas algunas necesidades a una edad temprana, así que sientes que los demás deberían cuidar de ti para compensar lo que no recibiste.
- Quizá te forzaron a crecer demasiado rápido, con lo que tu criatura interior está atascada y emocionalmente no se ha desarrollado.
- Quizá hay algo que te intimida de estar en una posición más fuerte y menos pasiva.

Estos roles se influyen entre sí; la dinámica se establece entre ambas partes y se ve agravada por la otra persona (es decir, si actuamos de forma infantil, evocamos el modo parental en la otra persona, y viceversa). Por ejemplo, el desorden de Giorgia evoca el padre enojado en Dexter; la evitación de Connor desencadena la criatura «necesitada» en Abby; la indefensión y el exceso de bebida de Trish saca la versión parental y excesivamente responsable de Kelley.

Maeve

Seis meses más tarde, Maeve llega y se quita el abrigo por primera vez.

—Estoy preparada —dice.

—¿Preparada para qué?

Cuelga el abrigo en el gancho de la pared.

—Para contárselo a Finn.

En los últimos meses, a medida que ha aprendido a expresar su frustración y su ira hacia Finn, muchos más sentimientos han cobrado voz. Amor, culpa, soledad, ira hacia sí misma y miedo por lo que le pasará a su familia si él lo descubre.

Mantener en silencio los problemas de la relación es, en parte, el motivo por el que acabó teniendo la aventura.

—Será como si estuviera soltando una bomba —explica—, pero por lo menos será una bomba sincera, y quizá podemos valorar lo que podemos salvar del naufragio.

No es que quiera separarse, sino todo lo contrario. Quiere contárselo para poder reconstruir la relación en algo nuevo. Al contárselo, hay esperanza. Esperanza de que la perdone, esperanza de que ella aprenda a comunicarse cuando siente que no cuenta con ningún apoyo y se siente como si fuera su madre. Soltará la bomba con la esperanza de que juntos puedan crear un tipo de relación distinta, una relación de igualdad, respeto y deseo.

—Deséame suerte —me dice cuando se pone de pie, con miedo en la voz. Me mira con ojos muy abiertos y decididos—. Sé que suena raro, pero estoy orgullosa de mí misma.

Sonrío. Yo también estoy orgullosa de ella. Agarra el abrigo que había colgado, se lo abrocha y se va.

¿Por qué me cuesta confiar en la gente?

La sensación de confianza en los demás se basa en la experiencia que cada uno haya tenido con sus padres. Si no desarrollaste un sentido de confianza básica con tus padres, la infidelidad avivará todas esas heridas de infancia.

Al llegar al mundo, los bebés son seres totalmente confiados, porque tienen que serlo. Si una criatura recibe suficiente amor y cuidado, desarrollará un sentido de seguridad y confianza en los demás. Aquellas personas con un apego seguro son más confiadas que las personas que tienen un apego inseguro. Pero si una criatura tiene progenitores deprimidos, con ansiedad, despectivos, demasiado dependientes o enojados, su habilidad de confiar en los demás puede quedar dañada. Si tus padres no fueron capaces de satisfacer todas tus necesidades emocionales, puede que vayas por la vida con la idea de que «la gente me decepciona». Para protegernos, construimos un sistema de defensa para evitar que nos vuelvan a hacer daño. Puede que prometamos no volver a confiar nunca en la gente, evitando las relaciones en general, estando alerta con las señales de traición y luego sintiéndonos justificados cuando las detectamos.

Esta impronta puede influir en el tipo de pareja que eliges, haciendo más probable que elijas a una persona infiel y, en consecuencia, creando una profecía autocumplida cuando esa persona, efectivamente, te pone los cuernos o te abandona. Puede que te consideres una persona muy confiada, que simplemente elige una y otra vez a personas deshonestas, pero si ignoras ciegamente las llamadas de atención y te centras solo en las cosas buenas, puede que haya una parte de ti, inconsciente y herida, que elija a alguien que repita esas heridas de infancia causadas por la traición y la desconfianza para poder confirmar lo que ya experimentaste: que te harán daño como todo el mundo.

Cuantas más relaciones tengamos en las que se rompa la confianza, más se agravará nuestra falta de confianza. Cuando se transgrede tu confianza de forma repetida, es probable que tus expectativas de una relación sean negativas. En cuanto te han sido infiel una vez, puede que estés convencido de que te volverá a pasar con cualquier otra persona. Todo nace de la herida original de haber sentido decepción de las personas en las que confiábamos que nos mantendrían a salvo, y luego que nos hirieran las personas que se suponen que tenían que querernos.

CÓMO RESTABLECER LA CONFIANZA CUANDO ALGUIEN ES INFIEL

Aprender a confiar en la gente no consiste tanto en encontrar a alguien que no te haga nunca daño, sino en aprender a confiar en que serás capaz de lidiar con ello si se repite.

- **Redirige el foco hacia tu interior**. Puede que sientas mucha ira y enojo y quieras atacar, pero lo más probable es que esto no te ayude a procesar lo que pasó. Está claro que tu ira es válida y deberías expresarla, pero intenta centrarte en ti en vez de en la otra persona. Date tiempo para procesar la sacudida y el dolor que estás atravesando.
- **Reflexiona acerca de la relación**. Aunque sea difícil, ten curiosidad acerca de los motivos que llevaron a tu pareja a serte infiel y admite con sinceridad el papel que has desempeñado tú en las dificultades de la relación. A veces puede que la persona que fue infiel sea la que actuó basándose en sus sentimientos, señalando que la relación está en apuros y necesita atención (aunque no siempre). Esto no pretende alejarte del dolor o la ira, pero sirve para reflexionar en lo que ha salido mal.
- **Decide si te quieres quedar o te quieres ir**. Para muchas personas, la infidelidad es un motivo de ruptura, pero no siempre tiene por qué ser el final de una relación. Si crees que se puede restaurar la confianza y la otra perso-

na está dispuesta y comprometida a trabajar en lo que ha ido mal, no hay nada que les impida probarlo. Si tienes planteado quedarte, es importante ser consciente de cómo responde la otra persona a los problemas o al conflicto. ¿Tiene una actitud defensiva y nada empática, o se muestra abierta y cariñosa? Si es la primera opción, puede que la infidelidad te haya dejado claro que esa relación no era la adecuada para ti.

- **Comunica en vez de actuar**. Puede que no quieras volver a hablar nunca más con tu pareja, y esta reacción es válida. Sin embargo, la comunicación sigue siendo necesaria si quieres encontrar una manera de confiar en una persona nueva. Es importante dejar claro cómo te hirieron en el pasado y cualquier miedo que tengas, ya sea con la pareja nueva o con la antigua, porque esto evita que actuemos basándonos en nuestros problemas de confianza. Cuando no se expresan adecuadamente, los problemas de confianza suelen alejar a las personas y pueden incluso acabarse convirtiendo en profecías autocumplidas. Solo recurrimos a comportamientos controladores como husmear en el teléfono de otra persona o dictaminar a quién puede ver cuando tenemos miedo y desconfiamos. Si podemos apropiarnos de este sentimiento y comunicarlo, será mucho menos probable que actuemos en consecuencia. Cambiando la manera de comunicarte con tu pareja puede que sean capaces de encontrar una manera de volver a confiar.

RUPTURAS Y DUELO

¿Cómo puedo superar una relación?

Hace ya dos años del divorcio de Maeve. Claramente sigue batallando, lo cual es normal. No puede concentrarse en el trabajo. Sale con amistades en bares, pero está desconectada. Su cuerpo está ahí, pero ella está muerta por dentro. El único momento en el que vuelve a la vida es cuando hablamos de Finn.

Llega cada semana con una obsesión en mente, maquinando cómo puede conseguir que la perdone por su aventura. Finn lo dejó claro: no hay vuelta atrás. Sin embargo, ella se alimenta de pequeños detalles. Que si una amiga le había visto en una cafetería triste, o que le había enviado una serie de emojis confusos al final de un mensaje sobre abogados. Cuando su hijo se va a pasar el fin de semana con Finn, Maeve le hace muchas preguntas al volver, y vive de los detalles durante meses.

La vida se mueve a su alrededor, los amigos se mudan, su hermana queda embarazada, el equipo de trabajo se reestructura, pero Maeve se queda congelada. No puede avanzar, y se siente desgraciada en su inercia.

¿Por qué es tan duro perder a alguien?

Es normal sentir una variedad de emociones después de una ruptura (o algún tipo de luto): miedo, ira, tristeza, estupor, soledad. Es una especie de muerte de la relación, de tu mundo como lo conocías, de tus planes y esperanzas de futuro.

Cuando nos tenemos que enfrentar a una pérdida, es sano sentir el dolor. Si pasas todo el día en pijama, cancelando los planes con tus amistades, llorando en los baños del trabajo o gritándole a tu madre por teléfono, hay una especie de aceptación, entiendes que perdiste a esa persona. Y aunque puede ser desgarrador, al final el dolor acaba transformándose en algo más positivo y productivo, y esta sensación de progreso te permite seguir adelante y reconstruir tu mundo, incluso si el mundo no es igual sin esa persona.

Esto es lo que yo considero que es un tipo sano de luto. Puede que sea más lento de lo que te gustaría y puede ser terriblemente doloroso, pero al final hay un cambio y puedes conseguir darle vuelta a la página.

Maeve está atravesando lo que creo que es un tipo más complicado de luto, del que no está saliendo, lo cual la hace permanecer atascada. Mientras que en un duelo normal hay un cambio con el tiempo, en el duelo complicado, la persona tiene dificultades para superarlo; puede que se quede atascada en el luto, lo cual hace que no sea capaz de funcionar correctamente.

En un duelo complicado, la pérdida puede haber desencadenado algo insoportable, que se queda atascado en el inconsciente. Aunque es verdad que Maeve está sufriendo mucho, el hecho de que esté atascada me dice que hay sentimientos allí que no está procesando. Evitar el proceso de duelo evita que tengamos que aceptarlo, lo que nos mantiene atrapados en el pasado.

Si te está costando superar a alguien, la pérdida puede que no tenga tanto que ver con esa persona, sino con lo que perdiste de ti. Cuando perdemos a alguien, también perdemos una parte de nosotros, ya sea en una relación romántica, en una amistad o con una defunción. No nos sentimos completos sin esa persona. Intentar recuperarla o añorarla es parte de la fantasía de que te sentirás completo si la recuperas.

La pérdida puede hacer que nos cuestionemos quiénes somos sin esa persona y nos puede dejar con la sensación de que no podemos avanzar sin ella. Esto puede impedir que te abras con una persona nueva, y hacer que las cosas parezcan estar aún más atascadas.

A título personal, las rupturas normalmente me destrozaron, pero también me permitieron crecer mucho y ser consciente de quién soy y qué quiero. Si evitas el luto, aferrándote a la persona o anestesiando tus sentimientos con alcohol, comida y distracciones constantes como relaciones de rebote, puede ser más difícil soltar el luto y volver a sentirte completo en su ausencia. También hay otros tipos de final de relación que pueden desencadenar el luto. El fin de una amistad es algo de lo que no se habla demasiado y, sin embargo, desde mi punto de vista, aflora los mismos sentimientos de abandono, pérdida y baja autoestima que una ruptura romántica.

Rupturas de amistades

Todavía tengo pesadillas sobre una ruptura de amistad particularmente difícil. Durante años tuve una relación muy cercana con esta persona; nos contábamos todos nuestros secretos, íbamos juntas de vacaciones, nos llamábamos cuando estábamos caminando por la calle y era muy tarde. Me organizó una fiesta sorpresa cuando acabé mi doctorado, sabía exactamente cuál era mi chocolate preferido cuando estaba estresada y podía contar mis historias de horror en el mundo de las citas a amistades en común mejor que yo. Inocentemente di por sentado que estaría en mi vida para siempre. Pero un día dejó de responderme, por motivos que aún no entiendo. Fin de la historia, sin decir por qué.

No nos habíamos enojado, nuestros caminos no se habían ido separando; simplemente dejó de ser mi amiga. El luto fue intenso y complicado. Yo sentía como si me hubieran dejado, pero estaba aún más confundida porque no se podía hablar tampoco de que me hubiera dejado, sino que solo había desaparecido. Hubo algo en esa falta de comprensión que hizo que me resultada complicado de procesar. Hablé con amistades que teníamos en común, la espié por redes sociales, releí sus mensajes buscando pistas sobre qué había salido mal. Tengo mis teorías (seguramente, a estas alturas ya te habrás dado cuenta de que me gusta analizar excesivamente las cosas, lo cual es útil para la terapia, pero no tanto para la vida cotidiana), pero realmente nunca lo llegaré a saber.

Al principio me juzgué por el hecho de que me importara tanto. ¿Por qué me sentía tan destrozada? Luego me di cuenta de que esta pérdida era tan dolorosa como cualquier otra, que tenía que hacer el luto igual que lo haría con una relación romántica. Perdiste una persona importante, así que no pasa nada por sentirte como sea que te sientas al respecto. Da espacio a estos sentimientos para poder procesarlos sin juicio.

¿Cómo se hace el luto por una relación?

Si en estos momentos estás pasando por una etapa complicada a causa de una pérdida, en primer lugar, lo siento. Es una de las experiencias más dolorosas por las que puedes pasar y no hay ningún remedio real para eso. En segundo lugar, no soporto tener que darte malas noticias, pero lo más sano que puedes hacer es padecerlo. Cuanto más lo evites, menos capaz serás de soltarlo realmente.

¿Te has dado permiso para hacer el duelo? Quiero decir para hacer el duelo de verdad. Si no es así, ¿por qué no? ¿Te estás presionando para seguir adelante o superarlo? ¿Qué pasa si te permites sentirte exactamente como te sientes? ¿Estás en una fase de negación de tu dolor? ¿Qué pasaría si dejaras que te doliera tanto como te tiene que doler?

Amistades

A medida que creces y cambias a lo largo de tu vida, puede que, de forma natural, te distancies de algunas personas. Esto no quiere decir que haya nada malo en ti; no tienes por qué aferrarte a personas que ya no encajan contigo. Pero ¿no te parece interesante que muchos de nosotros estemos preparados para esforzarnos tanto en nuestras relaciones románticas (hablando de cómo nos sentimos, expresando nuestro amor, pensando detenidamente en las dinámicas que hay en juego e incluso acudiendo a terapia de pareja), pero en lo relativo a nuestras amistades esperamos que avancen cordialmente sin apenas esfuerzo? Todas las dinámicas de las que hablo en las relaciones románticas también existen en las amistades. Pero como no solemos comunicarnos con nuestras amistades de la misma manera que lo hacemos con nuestras parejas románticas, muchas amistades se quedan atascadas o se rompen.

Las amistades son un lugar en el que crecer, igual que lo son las relaciones románticas. Aunque es totalmente normal que una amistad nos quede pequeña, me pregunto cuántas amistades se podrían salvar si fuéramos capaces de hablar de cosas difíciles, en vez de apartarlas cuando las cosas se complican.

Las fases del duelo

Muchas personas atraviesan las cinco fases del duelo que describe Elisabeth Kübler-Ross:[1] negación, ira, negociación, depresión y aceptación. Esto puede ser diferente en cada persona; no todos tenemos que atravesar estas fases por orden, y a menudo la gente se queda atascada en algún punto del proceso. Esto pasa cuando no aceptamos la pérdida porque estamos evitando los sentimientos tan dolorosos que vienen con ella. Maeve, por ejemplo, está atascada en las fases de negación y negociación; tiene que atravesar la depresión, procesando la pérdida, para salir a flote hacia la aceptación y la esperanza.

El duelo no se acaba nunca de «completar» totalmente porque es algo con lo que aprendemos a convivir. Aun así, no te causará dolor toda la vida. Sin embargo, será más complicado si no permites que te duela en absoluto. Permítete sentir cada gota de dolor para poder seguir adelante y reconstruir tu vida.

Ejercicio

Piensa en las principales cosas que sientes que perdiste después de la relación. Puede ser cualquier cosa: compañía, amistades compartidas, alguien con quien acudir a eventos, o alguien que te hiciera sentir querido. Por cada cosa que hayas perdido, nombra tres maneras como podrías llenar ese hueco sin necesitar a esa persona. Quizá le puedes pedir a alguna amistad que vaya contigo a esos eventos o puedes pasar tiempo con familiares y amigos que te hagan sentir querido. Desde luego, hay algunas cosas que no podemos reemplazar, y para ellas tendremos que permitirnos sentir el dolor de esa pérdida, pero esta también puede ser la oportunidad para hacer cambios en nuestra vida que nos ayuden a sentirnos completos de nuevo.

Ahora piensa en tres cosas que perdieras durante la relación. ¿Perdiste proximidad con ciertas personas, dejaste de hacer cosas que te gustaban, pasaste a tener menos tiempo para cuidarte? O tal vez perdiste tu sentido de identidad, tu independencia, las cosas que te hacen sentirte vivo.

Por cada una de las cosas que perdiste, piensa en varias maneras en las que podrías recuperarlas. Posiblemente puedas emprender proyectos para los que no tuviste tiempo o comprometerte a entenderte mejor. Quizá perdiste tu identidad en la relación y quieres empezar a explorar de nuevo quién eres.

¿Por qué Maeve no puede darle vuelta a la página?

Está claro que Maeve no quiere hablar de otra cosa que no sea Finn. Es como si hablar de él la mantuviera en vida y la hiciera revivir a ella indirectamente. Cuando habla de él, expresa un tipo de placer y emoción con el que me quedo absorta. Tengo ganas de que llegue la siguiente sesión para obtener más detalles sobre el espionaje forense de sus redes sociales. Me encuentro tramando conspiraciones con ella acerca de lo que debería decirle o cómo debería decírselo. En una sesión, después de pasar diez minutos leyéndome unos mensajes intercambiados hacía meses, tengo una revelación repentina. Hablar tanto de Finn está impidiéndome hacer mi trabajo. Es como si ella estuviera saltando aquí y allá, señalando y diciendo: «¡Mira aquí!». Y funciona, porque yo caigo y miro, hasta que me paro a pensar de qué me está distrayendo.

Esta es una señal de alerta que me indica que toda esta obsesión seguramente sea su manera de evitar algo. Por ello, intento alejar la conversación de Finn, para tener una noción más completa de Maeve y de quién es. Pero cada vez que intento indagar acerca del trabajo, la familia o las amistades, acabamos hablando de Finn en cuestión de minutos. Es agotador, pero está claro que hablar de él está cumpliendo alguna función para Maeve; está sirviéndole un propósito.

Me doy cuenta de que el hecho de que hablemos de él y los motivos de la ruptura está evitando que ella le dé vuelta a la página. Como una persona adicta que no puede parar. A pesar de saber que se acabó, no parece haberlo aceptado por completo. Y cuando estamos en un estado de negación, normalmente evitamos el dolor que viene de la mano de la aceptación.

—Tengo la sensación —le digo a Maeve— de que, con todos estos supuestos y mensajes que elaboras, crees que serás capaz de recuperarlo.

Ella asiente tímidamente.

—Pero —continúo— parece que Finn no quiera ser recuperado. Parece que no hay nada que puedas hacer.

Estoy siendo directa y quizá un poco demasiado desafiante, pero tengo la sensación de que Maeve se sigue aferrando a una fantasía de control y de que no ha aceptado su realidad. Maeve tiene poco control sobre la situación, pero su obsesión y sus confabulaciones le dan una falsa percepción de que puede hacer algo al respecto.

Se lo digo. Se empieza a sonrojar y los ojos se le llenan de lágrimas.

—¿Qué pasaría si aceptaras que se fue? —le pregunto.

—No puedo —dice, parpadeando para sacudirse las lágrimas—. Me dolería demasiado.

Tose para esconder la tristeza y empieza a hablar de los detalles de la última conversación que tuvieron y de lo que deseaba haberle dicho de otra forma, volviendo a escaparse del sentimiento y entrando en modo conspirador. Me desanimo.

Como Maeve se resiste tanto a permitirse sentir el duelo, empiezo a plantearme si esto va más allá de Finn. Puede que haya algo más en su pasado que se haya desencadenado con la ruptura y que le esté costando afrontar.

¿Qué más está pasando?

La forma en que respondemos a las rupturas se ve influida por cómo nos afectan el rechazo y el fracaso. Las rupturas pueden desencadenar heridas profundas de abandono, rechazo y pérdida. Esto significa que pueden desatar toda una serie de sentimientos de los que ni siquiera somos conscientes.

Normalmente es más difícil de procesar si hay heridas de apego especialmente profundas que se abrieron con la ruptura. Puede que esto te haga revivir una experiencia de tu infancia en la que sentiste rechazo y te cuesta superar la relación con tu ex porque necesitas demostrarle que eres digna de ser querida.

¿Te acuerdas de la «defensa moral» de la que hablaba antes (véase pág. 138)? Se trata de la técnica de supervivencia que utilizamos de pequeños para mantener la proximidad con nuestros progenitores y que nos hace creer que ellos son buenos y que nosotros somos malos (porque necesitamos que sean buenos para nuestra supervivencia). Esto hace que nos echemos la culpa de todo y que necesitemos a los demás para demostrar que somos dignos de ser queridos.

Cuando se acaban las relaciones, se pueden desencadenar de nuevo nuestros sentimientos de ser malos o de no ser dignos de ser queridos. Necesitábamos el amor de nuestra pareja para demostrar que éramos buenos, así que sin ella nos sentimos feos, excesivos, avergonzados, pequeños y malos. Quizá el hecho de que nos dejen desencadena una creencia profunda que tenemos acerca de nosotros: que si hubiéramos sido mejores, más sexis, menos necesitados o más atentos, tal vez la otra persona se habría quedado. Como si fueran las fichas de un dominó, esto puede desencadenar recuerdos de cuando nuestra familia nos hizo sentir rechazados, de cuando se enojaron, se molestaron y nos criticaron y no pudimos entender qué habíamos hecho mal, lo cual nos hace sentir aún más vergüenza y rechazo. Por ello, para huir de todos estos sentimientos horribles, añoramos a esa persona, nos obsesionamos con ella y la deseamos porque, al irse, se llevó la parte de nosotros que nos hacía sentir que éramos suficiente. Lo que realmente anhelamos es alguna prueba de que se nos quiere y de que somos buenos.

Realmente no estamos yendo tras esa persona, sino que vamos tras la manera como nos hacía sentir: dignos y buenos. La solución es cambiar la defensa moral para aprender que somos buenos, que los defectos de nuestros progenitores no eran culpa nuestra, y así poder sentirnos completos sin nadie y no necesitar a los demás para confirmar nuestro valor.

Puede que no seas consciente de esto, pero eso no significa que no esté pasando. Si no consigues superar a alguien, es una pista de que hay algo más profundo que se removió.

El logro de Maeve

Poco a poco, en los escasos momentos en los que no estamos hablando de Finn, Maeve se abre más acerca de su pasado. Su padre no tenía un gran interés por ella cuando era pequeña. Hacía todo lo correcto: jugar con ella, comprarle regalos y estar ahí, pero había una desconexión. Siempre parecía que prefiriera a su hermana pequeña, que era divertida y más masculina y le interesaba el futbol, como a él. Maeve lo intentó todo para conseguir gustarle; hizo ver que le interesaban los deportes, le hacía preguntas sobre su trabajo, pero siempre estaba distraído, con un ojo en la televisión, como si ella no fuera suficiente para centrarse en ella. Luego entraba su hermana por la puerta y a él se le iluminaba la cara. Apagaba la tele, agarraba una pelota y se iban corriendo, dejando a Maeve sola en el pasillo, preguntándose por qué no la estaba eligiendo a ella.

La única conclusión lógica a la que pudo llegar su yo de niña fue que su hermana debía de ser mucho mejor que ella. Como no estaba lo suficientemente desarrollada para entender que la apatía de su padre era más cosa de él que de ella, Maeve creció creyendo que era inferior y que no merecía ser querida.

Luego llegó Finn y la cubrió con la adoración que llevaba toda la vida esperando. Su amor llegaba en pequeños momentos. Le preparaba el café de la mañana en su taza preferida, le ponía crema en la espalda, allí donde ella no llegaba, y veía telenovelas con ella, aunque le aburrieran. Por Navidad, un año, le envolvió un calendario de adviento y se lo regaló, y ella iba abriendo cada una de las veinticinco ventanitas con orgullo delante de sus celosas compañeras de piso. Con Finn sabía dónde estaba su lugar y fue la primera vez que sintió que encajaba bien en alguna parte.

Cuando se empezaron a conocer mejor, Maeve le confesó a Finn la competitividad con su hermana y le contó que estaba convencida de que ella era más fea, menos interesante. A veces, en los rincones oscuros de su mente, se planteaba si Finn cambiaría de hermana si tuviera la ocasión. Finn se rio, no por crueldad, sino por amor. «Tú siempre serás mi favorita», dijo. Ella saboreó sus palabras como si fueran néctar. Por primera vez empezó a creerse que se merecía que la cuidaran.

Pero cuando Finn dejó de ayudar en casa y dejó que ella lo hiciera todo sola, sintió que estaba volviendo a perder la atención de su padre. Buscó la aventura en un intento inconsciente de volverse a sentir amada e importante.

Cuando Finn se fue, todos aquellos sentimientos de quedarse sola en el pasillo volvieron a inundarla. Pero lo que pasa es que Maeve no quiere creer que es inferior o indigna, y aceptar el rechazo de Finn haría justo eso. Así que se queda en un estado de negación, porque, extrañamente, es menos doloroso que la alternativa. Si recupera a Finn, puede recuperar el control de su rechazo (y el de su padre) y demostrar que realmente sí merece ser querida.

Ejercicio

Si te sientes atascado como Maeve e incapaz de seguir adelante y pasar página de una relación, puede que haya algo más profundo que se desencadenara.

En primer lugar, piensa en cualquier rechazo o abandono al que te enfrentaras durante tu infancia. ¿Cuándo fue la primera vez que te sentiste así? Esto podría ser un abandono literal, como el de un progenitor que se haya ido o fallecido, o un abandono emocional. También podría venir de hermanos, profesores, compañeros de clase; cualquier persona con la que tuvieras una relación cercana que te hiciera sentir rechazado de alguna forma.

¿Puede que la ruptura haya desencadenado estos sentimientos o creencias sobre ti? Con Maeve, el divorcio podría haber desencadenado miedos de que la gente no la quiere, de que es inferior y no merece ser querida. Pero esto no significa que estas creencias y miedos sean ciertos: que sientas que algo es cierto no significa que lo sea.

¿CÓMO LO ACEPTAS Y SIGUES HACIA ADELANTE?

Maeve y yo hablamos de cómo se sentía de pequeña al ver que su padre elegía a su hermana antes que a ella. Recuerda la frialdad, la ira, las ansias de cariño que claramente era capaz de ofrecer.

—Lo curioso del tema —dice Maeve—, es que yo lo intenté todo. Intenté ser muchas versiones de mí, pero mi padre seguía sin estar interesado.

—Un poco como lo que estás intentando hacer con Finn —respondo.

Maeve se ríe.

—Quizá no era por mí que mi padre fuera como era. Quizá no era por nada que yo estuviera haciendo. Eso no es manera de tratar a tu hija. Yo nunca haría que las mías se sintieran así —reconoce, conectando con la injusticia de todo eso por primera vez.

Siento el impulso de abrazarla, pero no lo hago. Conectar con esa vulnerabilidad es una experiencia dolorosa, pero también sé que aquí es donde puede sanar.

A medida que vamos avanzando, Finn se va desvaneciendo de la primera fila de su mente y del centro de la terapia. Un día llega a la terapia y empieza a conversar acerca del trabajo en vez de hablar de él. Me sorprende y le sigo la corriente. Inevitablemente volvemos a hablar de él, pero me fijo en el ligero cambio que nos empieza a alejar de él. Unas semanas más tarde tiene una crisis de envidia porque su hermana encontró un trabajo nuevo y no menciona a Finn para nada. En silencio, dejo constancia de que la obsesión está disminuyendo.

Como Maeve es cada vez más consciente de los sentimientos profundos que se desencadenaron con la ruptura, cada vez necesita menos hablar de Finn. En cuanto se empieza a dar cuenta de que el comportamiento de su padre no giraba en torno a ella, empieza a soltar la creencia de que había algo malo en ella y ya no tiene tantas ansias de Finn para demostrar que se merece que la quieran.

Aceptar los defectos de nuestros progenitores es una de las partes más dolorosas de la terapia, pero es de vital importancia que se haga porque con eso podemos captar realmente que no hay nada malo en nosotros. No éramos malos, ni egoístas, ni excesivos o insuficientes. Éramos criaturas perfectamente aceptables; simplemente nos criaron unas personas y una sociedad que seguramente estaban un poco dañadas.

Al empatizar con la inocente criatura que éramos y que seguimos llevando dentro, aceptamos que nuestros progenitores nunca nos querrán de la forma que habíamos esperado. Esto acarrea otra dimensión entera de duelo. Duelo por nuestro yo de la infancia que no consiguió lo que necesitaba, y nunca lo conseguirá. Es una verdad amarga de la que muchos de nosotros intentamos huir toda la vida, pero aceptarla también puede liberarnos.

Pasos clave para superar a alguien

1. **Date espacio para el duelo.** No hay una manera correcta de hacerlo, y tardarás lo que sea necesario, pero es difícil darle vuelta a la página de verdad y soltar hasta que no hayas sentido el dolor de la pérdida. Date permiso para sentirlo de verdad, al margen de en qué se traduzca esto para ti.
2. **Recentra tu energía en ti**. Piensa en las partes de ti que perdiste en la relación e intenta reconstruirlas. Encuentra tu valor fuera de esa persona, dedicándote a aquello que te importa y comprometiéndote contigo.
3. **Prioriza tu placer y autocuidado**. Tienes que demostrarte que puedes ser feliz sin esa persona. Céntrate en tu propio placer para demostrarte que estarás bien sin esa persona. Se trata de encontrar una manera de sentirte completo por ti mismo. También es importante que te trates con compasión, lo cual puede traducirse en comer bien, hacer ejercicio y dormir bien. Cuídate de la manera que cuidarías a alguien a quien amas.

4. **Deja de hablar con tu ex o de tu ex**. Tómatelo como un fuego que estás intentando que se apague. Cuanto más hablas de esa persona o con esa persona, más leña echas al fuego que te quema por dentro y evita que pases página. Puede que notes frío durante un tiempo, pero a la larga serás capaz de encender un fuego nuevo para ti, que será todo tuyo.
5. **Recurre a tus amistades y allegados**. Cuando nos sentimos solos después de una ruptura, llenar el hueco con amistades puede ser de gran ayuda, porque esto nos demuestra que podemos encontrar conexión fuera de la relación. Está bien recurrir a los demás. Date permiso para pedir ayuda.
6. **Conecta con la herida original**. Los sentimientos de rechazo, impotencia, duelo o soledad también pueden desencadenar una herida más profunda. Intenta llegar a la raíz de esos sentimientos y conecta con el duelo que tu niño interior necesita sentir.

CONCLUSIÓN

Quiero que quede claro que, a pesar de lo que tal vez pienses y de lo que puedo haber expuesto en este libro, sanar no consiste en sufrir. Sí, a veces tienes que atravesar el dolor para poder procesarlo e impedir que te afecte la vida negativamente, pero sanar consiste en soltar el sufrimiento, lo cual, como verás, es algo a lo que algunos nos mostramos reticentes.

El sufrimiento puede ser adictivo. Igual que el cerebro puede volverse adicto a determinadas sustancias, también puede volverse adicto a los estados y sentimientos negativos. El estrés y los sentimientos negativos liberan adrenalina y cortisol, que crean un círculo vicioso en el que seguimos persiguiendo una dosis de esos químicos y, por eso, buscamos más estrés y sufrimiento.

Esa es la forma en la que nuestro cuerpo intenta mantener el *statu quo*. Si provienes de un hogar en el que sufriste, tu cerebro puede que te mantenga en situaciones que te provocan sufrimiento porque te resulta conocido. Tu inconsciente quiere mantener la homeostasis (que las cosas sigan igual), con lo que si pasaste por el sufrimiento o el caos, lo más probable es que sea esto lo que busques porque te resulta familiar.

Así es como podemos volvernos adictos a sufrir, aunque no nos haga sentir bien. De alguna forma extraña, nos sentimos a salvo y esto nos reconforta. Si el dolor tiende a ser la solución a la que recurres (a través de autolesionarte, beber hasta sentirte fatal, comer hasta sentirte fatal, ser autodestructivo, trabajar en exceso, estar constantemente estresado, hablar de ti de forma negativa, o meterte en situaciones que te mantienen atascado y haciéndote sentir miserable), quizá quieras cambiar tu perspectiva para permitir que entre un poco más de placer en tu vida.

Esto también lo he notado en mis pacientes. Vienen con situaciones extremadamente estresantes, como estar en una relación tóxica o buscar situaciones peligrosas, pero en ellas hay excitación, como si se recargara el dolor que sienten. Lo veo en personas con pensamientos obsesivos que se vuelven locas pensando en exceso en una persona o una situación, y ves como si disfrutaran del bucle de ansiedad (a pesar de reconocer que les está arruinando la vida). Hay personas que se odian y están deprimidas, pero, de nuevo, sienten un placer masoquista al mortificarse de esta forma, como si hubiera una parte en ellas a la que le pareciera raramente satisfactorio autoflagelarse. Este placer es el que hace que sea difícil soltar el sufrimiento.

Para liberar el sufrimiento tienes que sentirlo en vez de aferrarte a él. Puede que sientas que, si lo sueltas, renuncias al control, pero la necesidad de control es el problema, no la solución.

Una vez acudí a mi terapeuta presa del estrés y la ansiedad por una situación que escapaba a mi control. Había tenido una interacción complicada con una amistad que me estaba sumergiendo en un drama y me estaba posicionando de una manera que me enojaba y me ponía a la defensiva.

—Es muy injusto —me lamenté ante mi terapeuta, tras leerle el mensaje de frustración que me había pasado toda la noche redactando.

Mi terapeuta me miró con los ojos entrecerrados, algo que se reserva para cuando está a punto de decir algo para cortar con mis tonterías, y me dijo:

—Lo estás disfrutando, ¿verdad?

Me detuve un momento, sobresaltada porque sabía que tenía razón. Estaba sufriendo, pero me sentía extrañamente excitada y atraída por el tema.

—¿Qué pasaría si lo soltaras? —me preguntó.

Lo pensé y noté cómo se relajaban mis hombros. Suspiré.

—Ahora me siento bien, tranquila, como si hubiera podido salir del drama.

Decidí no contestar a mi amiga, para desvincularme del intercambio alimentado por la adrenalina en el que me había quedado atrapada, y elegir la paz.

Cómo elegir la paz

En primer lugar, tienes que reconocer el papel que desempeñas en tu propio sufrimiento. Cuando estás atascado en pensamientos ansiosos y depresivos, puedes tener la sensación de que la negatividad la provocan cosas externas: tu pareja, tu familia, tu trabajo, el estado del mundo, etcétera. Está claro que estas cosas tienen un gran efecto en nosotros, pero, por lo general, no podemos controlarlas. Lo que sí podemos cambiar es nuestra relación con estas cosas, empezando por reconocer aquello que sí podemos controlar. Cuanto más culpes a los demás y a tus circunstancias, menos poder sentirás que tienes para cambiar las cosas. Sí, mi amiga estaba siendo totalmente irracional e irritante, pero yo estaba eligiendo interactuar con ella. Siempre tenemos elección, incluso cuando nos sentimos totalmente impotentes. Al salir de la situación, recuperé mi poder. En muchas ocasiones, reconocer el papel que desempeñas en tu propio sufrimiento puede empoderarte bastante, porque si estás eligiendo sufrir, también puedes elegir sufrir menos.

A ver, no quiero decir que todos debamos «ser felices» y punto; evidentemente, no es tan fácil. Tampoco estoy intentando victimizar la culpa: estar en una situación abusiva no es culpa tuya y tampoco lo fue aquello que te pasó en tu infancia.

Dicho esto, creo que la terminología victimista puede desempoderarnos porque da la impresión de que no podemos hacer nada. Salir de situaciones abusivas es increíblemente complicado y aterrador, y requiere una gran cantidad de fuerza y apoyo, pero muchas personas pueden lograrlo. Esto no gira en torno a la culpa, sino a encontrar nuestro poder incluso cuando nos sentimos totalmente impotentes. Al reconocer las decisiones que tomamos, podemos encontrar nuestras propias soluciones.

Elige la paz. Cuando estés sufriendo, puede que sientas que no tienes ningún poder en tus manos, especialmente si te sientes deprimido y solo. Pero tus pensamientos no son necesariamente ciertos. Puede que haya cosas que puedas hacer; simplemente puede que no quieras hacerlas.

Si estás atascado y te sientes impotente, pregúntate: «¿Cómo puedo elegir la paz?».

Por qué funciona la terapia (si lo permites)

(Con suerte) habrás aprendido ya que las relaciones son esenciales para los seres humanos. Son esenciales para nuestro sufrimiento y también para nuestra sanación.

Sanar a solas puede hacerte sentir aislado en algunas ocasiones. Estás atravesando tu pasado, viviendo sentimientos nuevos e incómodos, intentando mostrarte diferente en la vida, y se espera de ti que sigas llevando el resto de las cosas con normalidad. Detrás de tu sonrisa, la gente no puede ver aquello por lo que estás pasando. Pero no tiene por qué ser así. Sanar puede y debería pasar dentro de las relaciones.

También salimos heridos de las relaciones. Piensa en la mayoría de las cosas que te resultaban difíciles en tu infancia; casi siempre tienen que ver con una relación con alguien: una muerte, un abuso, una ausencia, una negligencia, las críticas, que no se satisfagan tus necesidades emocionales, demasiada proximidad o falta de cercanía. Las relaciones tienen el poder de herirnos profundamente, pero también son la manera de permitirnos sanar.

Por eso la terapia puede ser transformadora. Experimentas lo que es estar en una relación en la que alguien te escucha, intenta entenderte, crea espacio para ti, te desafía con compasión y te brinda un apoyo incondicional. Puede que muchas personas no hayan tenido nunca una relación así. Yo no la había tenido.

La terapia puede ser una experiencia reparadora. Le muestras a otra persona esos sentimientos que te dijeron que no podías tener y ella no te abandona ni te grita por sentirlos. Se queda. Esta es una lección profunda. Poder experimentar el hecho de ser lo suficientemente valiente para enojarte o llorar delante de alguien y ver que esa persona puede soportar tus lágrimas y que seguirá volviendo semana tras semana es algo reparador que va más allá de las palabras. Estás aprendiendo que eres aceptable tal y como eres. Puedes ser vulnerable y desordenado, y «equivocarte», y alguien seguirá apoyándote.

La terapia no es la única relación que puede sanar

Voy a ser muy clara: esto no significa que tengas que convertirte en terapeuta para tus amistades y parejas. A todas aquellas personas a las que les gusta resolverlo todo y que leen esto pensando: «Genial, me está dando permiso para intentar curar a todo el mundo con quien tengo una relación», ¡esto no es a lo que me refiero!

Lo que quiero decir es que nos curamos a través de las relaciones. Cada vez que expresas un sentimiento que antes te habría dado demasiado miedo compartir, pones un límite que siempre te había costado marcar, te defiendes, te tomas un momento para reflexionar antes de reaccionar, le muestras tu lado más sensible a alguien, y recibes una respuesta positiva, estás sanando. Y lo haces al ser diferente con las personas que te rodean y al entender que está bien. Estás reprogramando tu sistema de supervivencia al aprender que es seguro hacerlo, o al mostrar aquello de lo que tenías miedo. Y si no recibes una respuesta positiva, piensa bien qué tipo de relación quieres con esa persona.

Fuera de la terapia también es posible encontrar este tipo de relación sanadora, aunque no será tan unidireccional. Puede existir en el seno de una amistad comprensiva, en una relación en la que ambas personas estén aprendiendo a ser distintas o en un colectivo como los grupos de intercambio o una clase de yoga. Cualquier lugar en el que puedas ser vulnerable, en el que puedas expresarte completamente y que te acepten es un lugar de sanación.

Este no tiene por qué ser un proceso solitario, y tampoco debería serlo. Está bien pedir ayuda. Está bien necesitar a los demás. Deja que tu yo más vulnerable reciba amor. Se merece que le conozcan.

¿Por qué es tan difícil cambiar?

La mayoría de las personas acuden a terapia porque quieren que algo cambie. Sin embargo, lo que me encuentro a menudo es que, aunque la gente quiere que las cosas sean diferentes, también quiere que las cosas se mantengan exactamente igual. Puede que digas que quieres cambiar, y estoy convencida de que realmente crees que quieres cambiar, pero por algún motivo sigues atascado. Este misterio lo resumió perfectamente un paciente que me dijo una vez: «Quiero que las cosas sean distintas, pero no quiero que cambie nada».

Yo lo percibo como un estira y afloja. Hay una parte de ti que quiere cambiar y una parte de ti que no. Cada extremo jala con fuerza y tú te quedas atascado en medio, sin moverte realmente. Podríamos intentar jalar más fuerte del extremo que quiere cambiar, pero la parte que no quiere seguramente se asustará más y aumentará la fuerza.

En vez de mortificarte por esto, intenta despertar la curiosidad y pensar el porqué: ¿Por qué puede haber una parte de ti que no quiera cambiar? ¿Por qué podrías estar saboteando o resistiéndote a las cosas? ¿Qué temes sentir, admitir o aceptar en ti mismo? ¿Qué ganarías si te quedas en esta posición? Para cambiar realmente, primero tienes que encontrarte con esa parte atascada y luego intentar desatascarla.

Todo cambio implica una pérdida, y la mayoría de nosotros no queremos enfrentarnos a la pérdida, con lo que nos quedamos en relaciones que no funcionan para evitar la ruptura, nos quedamos atascados en trabajos que no nos hacen felices, o mantenemos amistades con las que ya no tenemos nada en común, y todo porque no queremos soltarlas. O, por el contrario, algunos de nosotros huimos antes de conocer a alguien, nos distanciamos de amistades o dejamos de hablar con la gente por haber cometido pequeños errores, y esto también está motivado por un miedo a la pérdida: «Te dejo yo a ti antes de que me dejes tú a mí».

Muchos de nosotros no nos damos cuenta de lo resistentes que somos al cambio. Pero esta resistencia inconsciente jala con fuerza y hace que nos quedemos en el mismo lugar en el que decimos que no queremos estar. Recuerda, estamos programados para la seguridad, no para la felicidad. Aquello que aprendimos durante nuestros años más formativos nos resulta familiar, y a nuestro yo inconsciente le sigue pareciendo lo más seguro, aunque esos mismos mecanismos de seguridad sean los que nos mantienen atascados.

Cómo cambiar

En primer lugar, tienes que creer que es posible cambiar y, para ello, tienes que reconocer que tú estás contribuyendo a tus problemas. Esto no significa que otras personas no tengan la culpa (a menudo son otras personas las que nos hicieron así), pero, como adultos, somos nosotros quienes debemos responsabilizarnos de nuestras vidas. Muchas personas vienen a terapia sintiéndose impotentes, como si no pudieran hacer nada. Le echan la culpa a todo el mundo, pensando que si su pareja, sus superiores, sus amistades, sus familiares, sus hijos o sus perros fueran diferentes, serían felices. Si esto te suena, lamento decirte que no solo es improbable que estas personas cambien, sino que es improbable que resuelvan todos tus problemas. Quien puede modificar tus problemas eres tú.

Esto no significa que otras personas no sean una gran fuente de la angustia que sentimos en nuestra vida. La gente puede ser terrible y provocarnos mucho dolor. Pero nosotros no estamos indefensos ante esto. Podemos cambiar la manera como nos mostramos en estas relaciones, poner límites, irnos. Al quedarnos y no hacer nada, elegimos sentir dolor.

Es un trago amargo, pero también es un trago que te liberará.

En cuanto te des cuenta de que tienes más opciones de las que pensabas, puedes empezar a hacer que las cosas sean distintas para ti. Responsabilizarte del dolor que te estás causando es difícil; es algo con lo que yo, a menudo, batallo. Pero cuando haces responsables a los demás de tu vida, pierdes el poder de hacer cambios, y esto hace que te sientas como la impotente criatura que fuiste hace años.

La mayoría de la gente no se da cuenta de cuánto poder está dando a los demás. Dejarte influenciar por los demás, buscar consejos de todo el mundo, esperar que te den permiso para hacer las cosas, esperar que los demás cambien para satisfacer tus necesidades, atribuir tu falta de cambio a cosas que están fuera de tu control: todo esto hace que nos sintamos como pasajeros en nuestra propia vida y, por lo general, nos mantiene atascados. Responsabilizarte es una labor difícil, especialmente si las personas que te criaron eran dominantes y sobreprotectoras. Pero en cuanto te des cuenta de que tienes el poder de tomar decisiones, de decir que no, de aprovechar las oportunidades, de defenderte, tu vida pasará a ser mucho más tranquila.

Así pues, te animo a hacer el cambio del que tienes miedo: poner límites, dejar una relación... lo que sea que te dé miedo hacer, pero que en el fondo sabes que deberías hacer. Seguramente, eso será lo que más cambie tu vida.

Por qué requiere tiempo

Mucha gente llega a terapia esperando resultados instantáneos. Tengo que subrayar que los cambios no se producen de la noche a la mañana. Has pasado una vida entera con patrones arraigados, así que no cambiarán tras una sesión. La gente se decepciona. Quiere un parche, una pastilla mágica, que sacuda mi varita mágica y haga desaparecer todos sus problemas.

Sé que seguramente no quieras escucharlo, pero cambiar requiere tiempo. Queremos que el nuevo comportamiento se convierta en una conexión neuronal más fuerte: que sea la ruta que tome nuestro cerebro sin pensar. Pero estamos cambiando años y años de senderos muy trillados, con lo que tenemos que hacerlo una y otra vez.

Si, cuando eras más joven, intentaste ser vulnerable y esto te hizo sentirte rechazado, tu cerebro habrá creado una conexión neuronal que te hace desconectarte o cambiar de tema cada vez que alguien te pide algo que te hace sentir vulnerable. Recuerda, el rechazo se puede percibir como una amenaza a la supervivencia, con lo que nuestros instintos de supervivencia cortan el camino de la vulnerabilidad y eligen el camino de la evitación.

La conexión neuronal (vulnerabilidad = evitación) estará muy arraigada a estas alturas, como una pista de esquí por la que han pasado millones de esquiadores. Es la ruta más segura, la que aprendiste que te mantendrá con vida. A tu cerebro le interesa ahorrar tiempo y recursos, con lo que esta pista pasa a ser automática y a estar profundamente arraigada.

Entonces tu pareja o terapeuta te pide que te abras más. Esto es un poco como salir de pista y bajar por nieve virgen. No solo no te sientes a salvo, sino que es algo totalmente desconocido. Así que pongamos por caso que te sientes valiente y te fuerzas a abrirte un poco y a compartir algunos de tus sentimientos más profundos. Aunque vaya bien y no te dé tanto miedo como pensabas, tu cerebro volverá automáticamente a la pista conocida la próxima vez. Así que la próxima vez, aunque hayas hecho un cambio satisfactorio, tu cerebro volverá a la pista de esquí conocida para evitar la conversación difícil.

Por eso es esencial la repetición para lograr cualquier cambio que queramos que se dé. La idea es repetir el nuevo comportamiento tantas veces que se convierta en la conexión neuronal más fuerte, el camino automático y más fácil.

La buena noticia es que nuestros cerebros adultos aún pueden cambiar. Aunque el cerebro deja de desarrollarse cuando llega aproximadamente a los veintiún años, la neurociencia muestra que la plasticidad cerebral se mantiene hasta que somos mayores (aunque cuanto más mayor, más difícil es cambiar), y por ello hay muchas posibilidades de poder cambiar. Así que si lo repites lo suficiente, el nuevo camino se convertirá en un acto reflejo y con el tiempo te encontrarás abriéndote fácilmente sin tener que pensarlo.

Otro motivo por el que puede que tengamos que repetir las cosas unas cuantas veces es porque estamos ayudando a nuestra mente a que se sienta lo suficientemente segura para enfrentarse a lo que le da miedo. Seamos realistas: si pasaste años y años creyendo que no es seguro admitir que sientes celos, o mostrar tu ira o vulnerabilidad, no serás capaz de expresar ninguna de estas cosas de repente. Necesitas tiempo para sentirte a salvo.

Mi misión como terapeuta es ayudar a la gente a sentirse lo más segura posible, lo cual implica que debemos tomarnos el tiempo necesario. Esto me cuesta, como terapeuta y en mi propia terapia, porque soy una persona a la que le gusta ir rápido y que siempre va con prisas. La gente quiere mejorar lo más rápido posible y yo quiero ayudarles a hacerlo. Pero no podemos acelerar la seguridad. Hay personas que se sienten a salvo de inmediato y pueden ir al punto. Otras necesitan años antes de poder llegar al fondo. Se tarda tanto como se necesite.

Esto me lo recordó Alva, la adicta a *Candy Crush*. Estaba frustrada consigo misma porque sentía que estaba evitando algo, y a mí también me resultaba frustrante. «Permítete sentirlo», quería decirle. Pero cada vez que nos acercábamos al sentimiento, se le llenaban los ojos de lágrimas y cambiaba de tema y se alejaba de la tristeza.

Este vaivén duró meses, y cuando se lo indiqué, ella suspiró, exasperada.

—Siento que estoy evitando el dolor. Me enfurece porque sé que si me permitiera sentirlo no estaría tan atascada. Este proceso es fastidiosamente lento.

—Parece que tengas prisa —le contesté.

—Sí, es que quiero estar mejor. Ya no quiero estar atascada.

Alva tenía las manos cerradas en puños, como si quisiera aporrear el dolor, pero el dolor no cooperara. Seguía escondido porque aún no se sentía a salvo.

Para tener una mejor idea de lo que le estaba pasando por dentro, le pedí a Alva que me describiera lo que sentía en el cuerpo.

Me explicó que notaba una pelota en el pecho, cubierta de cadenas, impenetrable. Me describió que la pelota era frágil, como un huevo.

—Bueno, pues entonces tenemos una decisión que tomar —le dije—. Podemos intentar acelerar las cosas, romper las cadenas con un martillo y abrir el huevo.

Ella sacudió la cabeza.

—Eso no suena muy bien.

—No. O podemos darle al huevo lo que necesita.

—¿Qué necesita? —me preguntó, con los ojos como platos.

—Dímelo tú.

—Algo suave, creo. —Relajó los puños—. Algo más tranquilo, menos aterrador, para que sepa que está a salvo.

Cuando se fue después de esa sesión, me permití llorar. Alva me había recordado mi propia vulnerabilidad, cómo la fuerza puede hacer más mal que bien. Yo también me había estado forzando a sanar rápidamente, frustrada por mi propia actitud defensiva. Alva me había recordado que yo también necesitaba un ritmo lento y suave.

Siempre me he imaginado mi versión del huevo frágil como una niña pequeña en mi interior, encerrada detrás de una puerta. He intentado derrumbar la puerta muchas veces, pero cada vez ella corre y se esconde. Lo que me ha funcionado ha sido ir abriendo la puerta lentamente, poco a poco, hasta que se siente lo suficientemente segura para salir.

No deberíamos intentar romper las cadenas o derribar las puertas, ya que esto es lo que nos mantiene a salvo. Si lo hiciéramos, el huevo se rompería en vez de abrirse. Lo que tenemos que hacer es ir despacio, dejar que las cosas vayan surgiendo solo cuando nos sentimos lo suficientemente seguros para lidiar con ellas.

No acabarás nunca, y no pasa nada

Nunca se acaba de sanar por completo. Nunca conseguirás entenderte por completo, ni derrotar a todos tus demonios. Nunca se acaba, y esto es parte de su belleza. En diferentes momentos de la vida aprenderás diferentes lecciones. Algunos de los problemas presentados en este libro puede que te resulten relevantes ahora; otros pueden tener relevancia dentro de diez años. Mientras mantengas la curiosidad y estés abierto a entenderte, irás por el buen camino.

Puede que leyeras todo esto y hayas imaginado que yo ya conseguí resolverlo todo. Tardé mucho tiempo en aprender las lecciones contenidas en este libro, y aun así, después de años de terapia y de estudiar para ser psicoterapeuta, me sigue costando mucho. Todos somos humanos y, en consecuencia, somos, por fuerza, imperfectos y vulnerables. Incluso la persona que crees que lo tiene todo controlado tendrá sus inseguridades.

Sanar no es algo que se pueda completar. Después de muchos años de terapia, sigo teniendo momentos reveladores, alejando sentimientos difíciles, negando mi vulnerabilidad, esforzándome para defenderme, arruinando mis relaciones. Saber todo esto no es un atajo que podamos tomar en el proceso de sanar; de hecho, a veces lo hace más complicado, porque crees que entiendes algo intelectualmente, pero emocionalmente aún no has llegado allí.

Tener toda la teoría del mundo no equivale a pasar por el proceso. Tienes que hacer el duelo por lo que nunca tuviste; tienes que atascarte en la fase intermedia en la que sabes que necesitas cambiar pero no quieres hacerlo; tienes que sentir el espinoso terror de tener una conversación difícil por primera vez, y permitirte enojarte y estar triste, y todo lo que haya por en medio. Tienes que aprender a aceptar a la gente, a aceptarte a ti. Y lo más complicado de todo: tienes que aprender a quererte por el camino.

Leer sobre el tema es útil, pero no es lo mismo que ponerlo en práctica. De alguna forma, este libro es la punta del iceberg. Ahora solo tienes que tomar lo que aprendiste, ser valiente y sumergirte bajo la superficie.

RECURSOS

Si sientes angustia ahora mismo y quieres hablar con alguien, puedes contactar con líneas de asistencia telefónica activas, con personas formadas para escucharte.

El servicio psicológico de Locatel es una línea de apoyo que te orienta y acompaña para tu bienestar emocional y social, a fin de ayudar a que te sientas mejor y encuentres las habilidades que te fortalezcan.

Durante una asesoría psicológica puedes contar con el apoyo de profesionales de la salud mental, ya sea en una sola ocasión, para tratar de entender las ideas y emociones que te llegan a sobrepasar durante el día a día o en situaciones de crisis, o mediante el servicio terapéutico con seguimiento, para desarrollar habilidades y estrategias para lograr los cambios en tu proyecto de vida.

Para mayor información, comunícate al *0311 o al 55 5658 1111 y solicita el servicio psicológico, te atenderán telefónicamente y vía chat las 24 horas, los 365 días del año.

NOTAS

Entenderte a ti

1. Felitti, V. J., Anda, R. F., Nordenberg, D., Williamson, D. F., Spitz, A. M., Edwards, V., Koss, M. P., y Marks, J. S., «Relationship of childhood abuse and household dysfunction to many of the leading causes of death in adults. The Adverse Childhood Experiences (ACE) Study», *American Journal of Preventive Medicine*, 14 (1998), pp. 245-258.

2. Van der Kolk, B. A., *El cuerpo lleva la cuenta: cerebro, mente y cuerpo en la superación del trauma,* Editorial Eleftheria, Sitges, Barcelona, 2023.

3. Fairbairn, W. R. D., «Endopsychic structure considered in terms of object-relationships», *The International Journal of Psychoanalysis* 25 (1944), pp. 70-93.

Depresión

1. Fincham, G. W., Strauss, C., Montero-Marin, J., y Cavanagh, K., «Effect of breathwork on stress and mental health: A meta-analysis of randomised-controlled trials», *Scientific Reports*, 13 (2023), p. 432.

Ansiedad

1. Kuzminskaite, E., Penninx, B. W. J. H., Van Harmelen, A. L., Elzinga, B. M., Hovens, J. G. F. M., y Vinkers, C. H., «Childhood Trauma in Adult

Depressive and Anxiety Disorders: An Integrated Review on Psychological and Biological Mechanisms in the NESDA Cohort», *Journal of Affective Disorders*, 283 (2021), pp. 179-191.

2. Winnicott, D. W., *Realidad y juego,* Editorial Gedisa, Barcelona, 2009.

Trauma, estrés y el sistema nervioso

1. Van der Kolk, B. A., «*The body keeps score:* Approaches to the psychobiology of posttraumatic stress disorder», en: Van der Kolk, B. A., McFarlane, A. C., y Weisaeth, L. (eds.), *Traumatic Stress: The Effects of Overwhelming Experience on Mind, Body, and Society*, The Guilford Press, Nueva York, 1996, pp. 214-241.

2. Levine, P. A., *Curar el trauma. Descubre tu capacidad innata para superar experiencias negativas,* Diana, Barcelona, 2022.

3. Kendall-Tackett, K., «Psychological Trauma and Physical Health: A Psychoneuroimmunology Approach to Etiology of Negative Health Effects and Possible Interventions», *Psychological Trauma: Theory, Research, Practice, and Policy*, 1 (2009), p. 35. También: Resick, P. A., *Stress and Trauma*, Psychology Press, Londres, 2014.

Adicción

1. Baker, H. S., y Baker, M. N. «Heinz Kohut's self psychology: An overview», *The American Journal of Psychiatry*, 144 (1987), pp. 1-9.

Autocrítica

1. Fairbairn, W. R. D., «The repression and the return of bad objects (with special reference to the "war neuroses")», *British Journal of Medical Psychology*, 19 (1943), pp. 327-341.

Soledad

1. Winnicott, D. W. (1960). «Ego Distortion in Terms of True and False Self», en: *The Maturational Process and the Facilitating Environment: Studies*

in the Theory of Emotional Development, International Universities Press, Nueva York, pp. 140-157.

Citas

1. Flückiger, C., Del Re, A. C., Wampold, B. E., y Horvath, A. O., «The alliance in adult psychotherapy: A meta-analytic synthesis», *Psychotherapy*, 55 (2018), pp. 316-340.

Obsesión

1. Fisher, H. E., Brown, L. L., Aron, A., Strong, G., y Mashek, D., «Reward, addiction, and emotion regulation systems associated with rejection in love», *Journal of Neurophysiology*, 104 (2010), pp. 51-60.
2. Freud, S., *Beyond the Pleasure Principle. The Standard Edition of the Complete Psychological Works of Sigmund Freud*, 18 (1920), pp. 1-64. Versión castellana en *Más allá del principio del placer*, Editorial Akal, Madrid, 2020.

Estilos de apego

1. Holmes, J., *John Bowlby and Attachment Theory,* Routledge, Londres, 2014.

Infidelidad

1. Perel, E., *Mating in Captivity: Reconciling the Erotic and the Domestic*, HarperCollins, Nueva York, 2006, p. 272.
2. Berne, E., *Transactional analysis in psychotherapy: A systematic individual and social psychiatry*, Souvenir Press, 1961.

Rupturas

1. Kübler-Ross, E., y Kessler, D., *On Grief and Grieving: Finding the Meaning of Grief Through the Five Stages of Loss*, Simon & Schuster, Nueva York, 2005.

AGRADECIMIENTOS

A mis pacientes, pasados y presentes. Sigo aprendiendo cada día de su valor y vulnerabilidad. Sé lo aterrador que resulta sentarse al otro lado del diván. Es un auténtico privilegio para mí sentarme a su lado.

A cualquier persona que siga o interactúe con *Tu terapeuta de bolsillo*. Nunca en mi vida llegué a pensar que podría conectar con tanta gente y ayudarla. Estoy muy agradecida por la comunidad que hemos forjado. Me parece inspirador ver lo predispuesta que está la gente a conectar consigo misma y con sus relaciones a un nivel profundo. ¡Me gusta saber que no soy la única persona obsesionada con la terapia y la psicología! Me esforzaré para seguir intentando ayudarles a entenderse a ustedes y a sus relaciones hasta que se cansen de mí.

A Matilda, hablando de la obsesión por la terapia, ¡qué suerte tengo de tener una agente que está tan obsesionada por la terapia como yo! Hiciste que sintiera tu apoyo a cada paso de este proceso, y tu franqueza y honestidad hicieron que el libro y mi escritura fueran mil veces mejores. Tengo ganas de ver dónde me llevarán en un futuro tu sabiduría y tus ideas, y si no hay otra opción, continuar hablando de terapia hasta el aburrimiento (improbable). También me gustaría dar las gracias al resto del equipo de WME: Florence Dodd, Sabrina Taitz, Adela McBride.

A mi editora en el Reino Unido, Jess Duffy, fuiste la primera persona en concebir este libro y ver el potencial de *Tu terapeuta de bolsillo*. Colaborar contigo ha sido un sueño. Sentí que me comprendías al momento y que me apoyabas a lo largo de todo el proceso. Gracias por creer en mí, por aportarme ideas y experiencia, a la vez que me diste libertad para escribir el libro que quería. Y al brillante equipo de Orion Spring: Carina Bryan, Helena Fouracre, Ellen Turner, Paul Stark, Katie Horrocks, Frances Rooney, Helen Ewing, Jessica Hart, Jennifer Wilson, Pippa Wright y Anna Valentine. Hay muchas más personas involucradas en la escritura de un libro de lo que te puedas imaginar. Realmente se necesita a mucha gente, y para mí ha sido un honor que este libro lo creara un grupo de personas con tanto talento y dedicación. Muchísimas gracias también a mi editora en Estados Unidos, Anna Montague, por tu manera de hacer las cosas tan entusiasta y agradable, y a todo el equipo de Dey Street.

A mis compañeros, tutores y supervisores en el centro The Guild of Psychotherapists: gracias por el apoyo, la estimulación intelectual y la libertad para desarrollar mi propia práctica e identidad como terapeuta. Este libro es el resultado combinado de todo lo que he aprendido de cada uno de ustedes (aunque me disculpo si destrocé la mayor parte del contenido).

A los lectores de mis primeros textos (de calidad cuestionable): a mamá, por enseñarme las normas; a James Wheale, por enseñarme que no hay normas (y darme la valentía para hacer todo esto); a Chris Hemmings, por ser mi amigo más sincero y franco (y mi mayor compañero); a mis queridísimas amigas y compañeras Caitlin O'Donnell y Dawn Finzi por los años de debates psicológicos, por el tiempo que han dedicado a pensar conmigo acerca de lo que quería decir y cómo lo quería decir, y por permitir que aprovechara la sabiduría de nuestra experiencia en mi (lluvioso) refugio de escritura en California, y a Chris Fish, por ayudarme a encontrar los personajes y ayudarme durante el proceso de escritura.

A mi Book Klub, por ser la primera ronda de lectores; aunque la mayoría tuvo que leerlo en el celular, sus comentarios fueron valiosísimos. Gracias, especialmente, a Pete, por haber sido tan amable de imprimirlo y encuadernarlo profesionalmente: eres el mejor.

Tengo la suerte de tener amistades maravillosas en la vida, que me aportan tanto profundidad como insensatez en partes iguales: Emma Marchant, Rakhee Patel, Zoe Zietman, Emma Wyeth, Kira Pillai, Ellie Milone, Olly Needham, James Wheale, Chris Hemmings, Becca Beckley, Tom Deering, el equipo de Brismas (por haberse pasado la mayor parte del año ayudándome a pensar subtítulos), todos los de Whimsy, y muchos más; los quiero a todos.

A Nicola, tú me has enseñado más sobre terapia de lo que podría haber aprendido con cualquier libro o formación. El único motivo por el que me apasiona tanto la terapia es porque sé en carne propia la manera en que te puede cambiar la vida, y esto es en gran parte gracias a ti, y a mis terapeutas anteriores, Els y Paul. Tú me has enseñado a contener, desafiar, provocar, querer (y odiar), y todo esto manteniendo la amabilidad y la ensoñación. No quiero ser demasiado hiperbólica, pero este libro no hubiera existido sin ti, y mi vida sería significativamente peor.

A mi maravillosa familia extensa, ZimRoSis, gracias por todo su entusiasmo, su apoyo, su análisis continuo de las dinámicas familiares, y los crucigramas constantes.

A mamá, por todas las inspiradoras conversaciones sobre terapia que me han hecho abrir los ojos. He aprendido mucho de tu pasión y sabiduría. Y a papá, por impedir que nos ahogáramos en toda esta palabrería de psicólogo. Mamá, gracias por leer cada ensayo que he escrito y por ser la mayor fan de mi escritura. Papá, gracias por ser mi mejor amigo, por tener tantas ganas de leer el libro y por darme una perspectiva clara y sencilla para que este libro sea más accesible a todos. A los dos, por ser tan tremendamente inteligentes y por fomentar mi sed de lectura y escritura (aunque aún no consigo heredar su habilidad con los crucigramas), por hacerme creer que puedo conseguir lo que quiera y por sostenerme cuando las cosas no iban según lo previsto.

A mi hermana Katie: recibir tu amor es lo mejor que me ha pasado en la vida, y saber que estás de mi parte me ha hecho ser una persona más abierta, cariñosa y segura. Me has enseñado a ser vulnerable, dulce y absurda. Gracias por sostenerme, por verme, por hacerme reír, por pasar una vida entera analizando todas nuestras dinámicas familiares y siempre estar a mi lado. No creo poder quererte más, incluso cuando te odio, y estoy eternamente agradecida de poder tenerte como hermana y como mejor amiga.

A Pete, por sorprenderme de todas las mejores maneras posibles y demostrarme el tipo de amor con el que siempre había soñado, pero que no sabía que existía. Ahora sé que es esto.

Por último, a *Albie*, mi coprotagonista y mi peludo terapeuta en casa. Me alegro de que el mundo pueda experimentar tu naturaleza amable y tranquila de la que me beneficio a diario. El amor incondicional de un perro es, seguramente, lo más terapéutico que pueda experimentar una persona. Si no te puedes permitir un terapeuta, ten un perro.

De este libro me quedo con...